U0142330

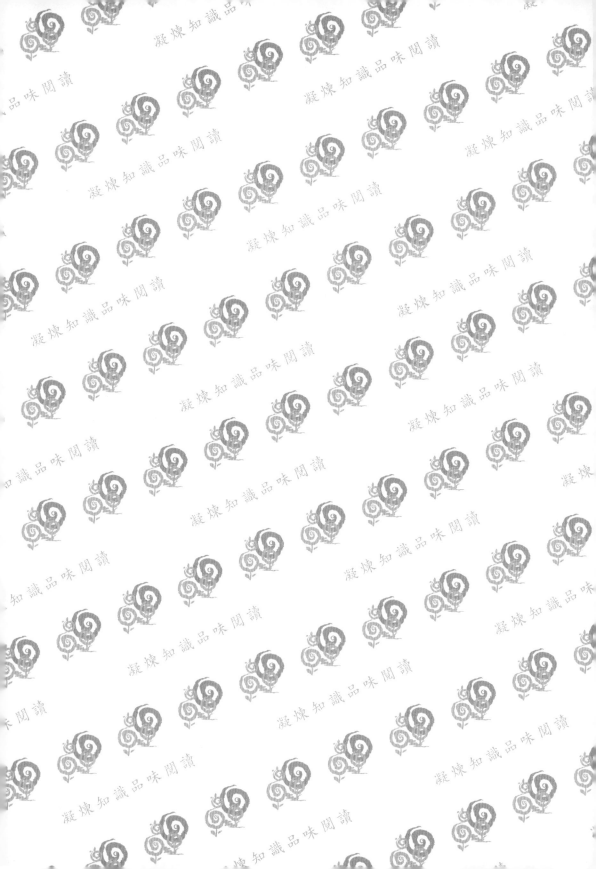

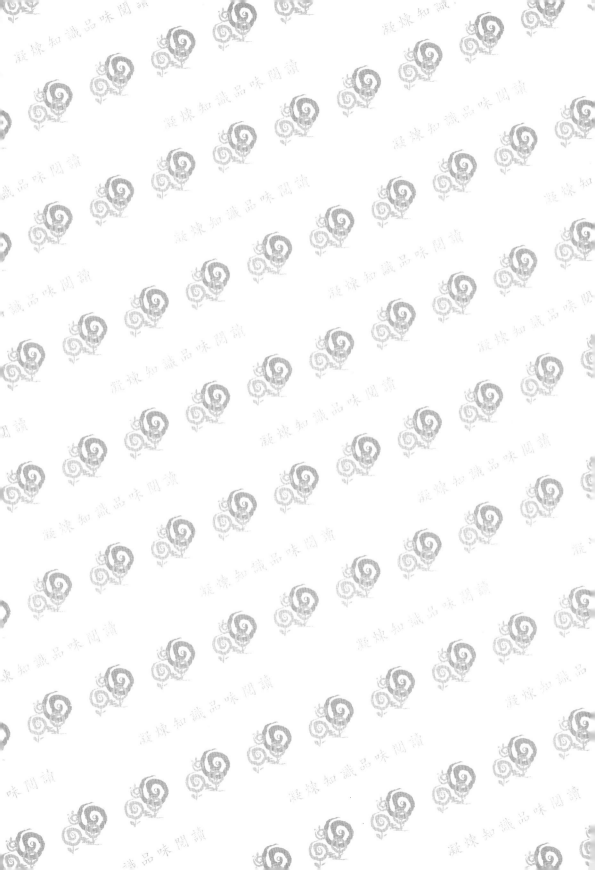

隱形眼鏡學

20/150

| | | | | | 20/100 |
3
4
5
6
7
8
9
10
11

20/80
20/60
20/50
20/40
20/30

江東信、陳資嵐、林芮宇、林克華、蕭清仁 著

致謝

　　特別感謝林雅雯博士（Dr Wanda Nga-Man Lam）及奧克蘭大學眼視光暨視覺科學學院教師群（School of Optometry & Vision Science, The University of Auckland）的協助與無私分享，讓這本書內容更加豐富。

作者簡介

蕭清仁

臺灣中山醫學大學視光學系副教授，隱形眼鏡臨床實驗與課程規劃導師

中華民國驗光師國家考試合格

加拿大卑斯省、安大略省註冊眼視光醫師（Doctor of Optometry）

美國國家眼視光醫師審核公會（NBEO）基礎科學、臨床科學考試合格、眼疾治療證書

美國眼視光醫師學會會士（Fellow of American Academy of Optometry）

國際隱形眼鏡教育者學會會士（Fellow of International Association of Contact Lens Educators）、亞太地區理事會副主席（2002-2006）

加拿大 Waterloo 大學眼視光學醫師學位（Doctor of Optometry）

加拿大安大略省 Queen's 大學生命科學系、數學系雙學士

加拿大溫哥華（列治文市）、（藍里市）、（高貴林市）蕭清仁眼視光中心院長（1992-2000）

加拿大溫哥華 VisionMed、TLC 近視雷射矯正中心指定眼視光門診醫師（1995-2010）

Contact Lens Spectrum 國際隱形眼鏡使用趨勢論文發表臺灣區負責人（2008-present）

臺灣眼視光學會副理事長（2004-2010）、理事（2011-2013）

美國波多黎各眼視光學院海外實習臨床醫學指導教授（2010-2011）

臺灣中山醫學大學視光學系助理教授（2000-2013）

臺北諾貝爾眼科集團視光中心指導教授及特約顧問

臺灣嬌生、博士倫、得恩堂公司「隱形眼鏡意見領袖」暨「專業諮詢夥伴」

南京醫科大學眼視光醫學顧問、天津醫科大學眼科臨床學院名譽顧問（2008）

臺灣教育部技職司委託「視光學科專業課程」規劃委員（2001）

第三世界眼睛保健協會（TWECS）志願醫師與指導教師（1991）

江東信

奧克蘭大學眼視光暨視覺科學所博士

奧克蘭大學眼視光暨視覺科學所碩士

奧克蘭大學眼視光學學士

奧克蘭大學眼科治療學證書

奧克蘭大學眼科藥劑學證書

奧克蘭大學榮譽講座教授

臺灣隱形眼鏡學會理事長

澳大利亞註冊執業眼視光師

紐西蘭註冊執業眼視光師

澳大利亞眼視光學會會員

紐西蘭眼視光學會會員

紐西蘭眼角膜暨隱形眼鏡學會會員

亞洲大學視光學系助理教授暨視光臨床中心主任

亞洲國際近視研究中心主任

中國醫藥大學醫學研究部顧問

陳資嵐

國立中興大學博士候選人

中山醫學大學生物醫學科技學系視覺科學組碩士

中山醫學大學視光學系學士

亞洲國際近視研究中心研究員

馬偕醫護管理專科學校視光科專任講師

中華民國驗光師國家考試合格

林芮宇

中山醫學大學視光學系學士

中山醫學大學生物醫學科技學系視覺科學組碩士

林克華

中山醫學大學視光學系學士

亨泰光學股份有限公司中國事業處資深講師

寶視達眼鏡（中國）連鎖有限公司 驗光師技術顧問

中臺科技大學 視光學系 兼任技術講師

中山醫學大學 視光學系 第一屆系友會理事長

蕭清仁博士序

　　在視光領域中，隱形眼鏡學是一門非常重要的課程。專業的視光人員，必須要具備足夠的隱形眼鏡驗配技術，同時也要兼顧配戴者的安全性與舒適度。

　　本人於 2000 年底回臺前在加拿大溫哥華自己所開設的眼科視光診所執業，診所服務項目的主要工作之一就是隱形眼鏡。專業的隱形眼鏡驗配不但能快速建立起配戴者對專業人員的信任感與忠誠度，同時也能對業績多有提升。移民回到臺灣之後，本人一直任教於中山醫學大學視光學系，主要負責臨床視光學、隱形眼鏡學正課與臨床實驗的課程規劃與教導。為了獲知最新的臨床知識並持續與國際視光組織接軌，本人考取了美國眼視光醫師學會會士（FAAO）、國際隱形眼鏡教育者學會會士（FIACLE），並且擔任過數年國際隱形眼鏡教育者學會亞太區副主席。

　　有鑑於臺灣視光專業領域剛剛通過立法，國內中文的隱形眼鏡相關書籍又不多，於是與國內多位視光專業教師共同合作完成了這本書的著作。希望有助於國內視光系學生或從業人員對於隱形眼鏡的學習。

蕭清仁（John C-J Hsiao）

於中山醫學大學

江東信博士序

隨著時代的進步、科技的日新月異，隱形眼鏡的材料與設計發展亦一日千里，其安全性與應用也不斷地提升，在現今的社會裡，隱形眼鏡已是人們視力矯正與流行時尚不可或缺的工具。然而，在忙碌的社會，e-世代的到來，使用手機、電腦的時間也逐漸增多，隱形眼鏡使用相關的併發症狀也受到重視，因此，良好的隱形眼鏡驗配檢測及選擇是視光從業人員非常重要的責任，亦是需要下功夫之處。

本人於二○○三年在紐西蘭奧克蘭大學眼視光學系畢業。順利取得執照後，除了在私人眼視光診所執行視光驗光及眼睛檢查外，亦在奧克蘭地區之署立醫院眼科部執業，其門診及範圍包括糖尿病視網膜病變、公費白內障手術診斷計分及分級、眼科醫師手術前後之檢測及追蹤、圓錐角膜及眼睛意外之特殊隱形眼鏡門診，並在該醫院內創立第一個低視能門診。在工作期間自覺所學淺薄，因此在執業之餘繼續於奧克蘭大學在職進修學士後眼科藥劑學（CertOcPharm）與眼科治療學（TAPIOT）學理及臨床課程取得證書。經過數年的臨床執業，於二○一一年有幸到臺灣美商知名隱形眼鏡公司服務，後來在各種機緣下進入樹人醫護管理專科學校視光科，這段期間承蒙董事會大力支持及林蔡慶董事的鼓勵，讓我有機會為視光教育盡一份心力。在學校教學期間為了更進一步提升自我視光領域的造詣，於是再度回到奧克蘭大學眼視光暨視覺科學研究所進修博士學位，並有幸能由國際知名近視研究大師約翰‧菲利浦（Prof.

John R. Phillips）爲指導教授。

　　本人在從事教育工作過程中深覺視光領域之中文工具書較爲缺乏，爲讓未來學子及從業人員有比較完整的視光工具書作爲參考，遂不揣淺陋興起撰寫編輯視光參考書籍之念頭。經過約翰．菲利浦教授的大力支持，奧克蘭大學眼視光暨視覺科學院教師群的協助，亞洲大學蔡長海董事長的提攜及多位視光學校董事長之鼓勵，視光前輩的指導與不棄、視光先進的協助與編校及家人的協助與支持下才有此書的出刊。

　　本書是由多位國內、外視光臨床專業教師共同著作完成，以簡明實用之大綱方式編寫，循著隱形眼鏡驗配流程及配戴者護理邏輯，讓讀者從基礎軟、硬式隱形眼鏡驗配概論至專業且深入的挑戰問題探討一一呈現，期望視光從業人員清楚明瞭其檢查方式及步驟，進而使配戴者得到完整且正確的隱形眼鏡檢測及驗配。

　　此書雖經過多次審閱校正，但疏漏必定難免，尚祈各方賢達前輩不吝指教，不勝感激。

江東信（Samuel T-H Chiang）
于奧克蘭大學

Foreword

This book is a comprehensive guide to the art and science of contact lens practice. It provides the information necessary for practitioners to successfully manage patients who wish to wear contact lenses. Following short descriptions of the history of contact lenses, anatomy and physiology of the cornea and basic contact lens optics, it explains the best procedures for examining and selecting patients for contact lens wear, including dry eye evaluation, keratometry, and interpretation of corneal topography maps. Following explanations of basic soft and RGP lens design, materials, fitting, verification and care, the focus broadens to include extended wear lenses, scleral lenses, contact lenses for presbyopia and for children, Orthokeratology, myopia control with contact lenses, contact lens fitting in Keratoconus and contact lens induced complications.

It is timely and appropriate that the senior author Samuel Chiang has assembled this information for a Chinese audience. He is well-qualified to do so, having acquired wide experience in contact lens practice as an Optometrist in a variety of roles (private practice, hospital, commercial and academic) in both New Zealand and Taiwan. In this book he has successfully distilled his accumulated experience and drawn on a variety of sources to present the important components of contact lens practice in a logical fashion.

Worldwide, but particularly in Asia, the prevalence of myopia in young people is now very high. Managing myopia is no longer a case of simply correcting refractive error. Although that remains most important, controlling myopia progression is now becoming more popular as new and effective optical methods of slowing progression are developed: these methods are typically based on contact lenses. Consequently, there is an increasing need for well-informed contact lens practitioners who are keen and able to embrace new ideas and new technologies as they become available.

I recommend this book as an important contribution to those who wish to master all aspects of clinical contact lens practice.

Prof. John R. Phillips

MCOptom, PhD

School of Optometry and Vision Science, The University of Auckland, NZ

Principal Investigator: Auckland Myopia Laboratory

Visiting Chair Professor, Department of Optometry, Asia University, Taichung, Taiwan

前言

　　本書是隱形眼鏡的藝術與科學所結合的綜合指南，提供驗光從業人員成功驗配與管理隱形眼鏡配戴者的資訊。其內容包括隱形眼鏡發展史、基礎角膜解剖與生理學、隱形眼鏡光學基礎隱形眼鏡驗配乾眼評估、角膜弧度測量和角膜地形圖等。另外，還解說了軟式和硬式隱形眼鏡鏡片設計、材質、驗配和護理，長戴式鏡片、鞏膜鏡片、老花及兒童隱形眼鏡驗配、角膜塑型術、隱形眼鏡近視控制、圓錐角膜和隱形眼鏡配戴相關併發症等。

　　資深作者群在此時出版此書是非常適當的時機，他們是有資格撰寫的作者，作者群於國外與臺灣吸取了廣泛的隱形眼鏡相關臨床與學術經驗（包括私人執業、醫院、商業和學術），在本書中作者分享了累積的經驗及精華，以合乎邏輯的方式呈現隱形眼鏡實作與驗配的重要內容。

　　全球特別是在亞洲地區青少年近視比率非常的高，近視的管理已不再是單純的度數矯正，反而控制近視已是重要的議題。近期亦開發出新型且有效的光學控制方法：而這些通常運用至隱形眼鏡。因此，視光從業人員在驗配隱形眼鏡上需要有更落實的教育與擁有更敏銳的技術來符合大時代的需求。

我推薦此書給希望學習與掌握臨床隱形眼鏡的從業人員。

約翰・菲利浦 (Prof. John R. Phillips)

奧克蘭大學眼視光與視覺科學學院

奧克蘭近視研究中心首席研究員

亞洲大學視光學系講座教授

目錄

第 9 章 | 硬式隱形眼鏡 ·········· *147*

第1章　隱形眼鏡發展史

　　許多文獻指出隱形眼鏡的發明人爲達文西（Leonardo da Vinci），因爲在達文西 1508 年的手稿中，描述將頭放入裝有水的水盆中，可以改變視力的想法。儘管這些內容包含有關隱形眼鏡的元素，但亦有學者認爲這僅是初步的概念而不是隱形眼鏡發明，因此達文西應該稱爲第一位描述隱形眼鏡概念的人。他發現眼睛及眼鏡之間有流體介面可改善視力。

　　在 1637 年笛卡爾（Rene Descartes）的圖紙中，他曾描述從裝滿液體的管子看東西能夠使視網膜影像放大並提升視力，而此概念及原理後來也運用於望遠鏡設計，有些學者即認爲這顯示了隱形眼鏡的發明元素。1801 年 Thomas Young 確認了達文西提出將頭放入水中的理論，他將顯微鏡物鏡裝滿水並靠在眼睛上，而受試者依然可以看到。隱形眼鏡的發明史眾說紛紜，以下略爲分類簡述。

壹、隱形眼鏡發明

　　隱形眼鏡發明者來自三位不同國籍的人士，分別爲蘇黎世的 Adolf E Fick、巴黎的 Eugene Kalt 及德國的 August Muller，且都是在 1888 年前後提出這個想法，是否彼此認識或純屬巧合就不得而知。他們主要的興趣都在提升圓錐角膜患者的視力，且鏡片皆使用玻璃吹製而成，但玻璃鏡片仍有潛在的問題，如重量較重、容易破

碎，且成形後不易修改。Fick 觀察到配戴鏡片時會造成角膜水腫、結膜及輪部充血的問題，並提及鏡片消毒的重要性與鏡片配戴需要適應的觀念。Muller 則定義隱形眼鏡爲角膜接觸鏡片，且提出了淚液層有吸力使得鏡片吸附在角膜上及對角膜水腫的影響。

貳、鞏膜鏡片現身

早期的隱形眼鏡稱爲鞏膜鏡片，因爲它不僅覆蓋角膜且覆蓋至鞏膜。鞏膜鏡片分爲兩種，一爲流體式接觸鏡片（Fluid lenses），另一種爲無流體式接觸鏡片（Fluidless lenses）。流體接觸鏡片在戴上前需先在鏡片凹面滴入少量與角膜相容的液體，但此種鏡片每天僅能配戴幾小時（約 3-5 小時）就必須取下，因爲配戴者會因角膜缺氧造成水腫及導致視力模糊。而無流體接觸鏡片設計大致與流體接觸鏡片相同，差別僅在於此鏡片有讓液體通過的孔洞，每天配戴時間能達到 4-6 小時，但此設計仍無法有效提供足夠的氧氣給角膜。

參、1930-1950 年代：從鞏膜到角膜

1910 年至 1930 年鮮少有隱形眼鏡的相關文獻，直到 1936 年 William Feinbloom 將鞏膜片設計分爲兩個部分（Hybrid Lens），鞏膜部分（也稱爲接觸部分）使用樹脂（塑膠）製作，而中央光學區則使用玻璃材質，因爲當時塑膠材質仍無法達到與玻璃相同的

光學品質，這種鏡片也有配戴時間的限制，且驗配困難。下一個重大發展為 1938 年 Fredrick Ridley 眼科醫師觀察到聚甲基丙烯酸甲酯（PMMA）粉碎後的碎片在戰鬥機飛行員眼睛裡並無引起過敏反應，因此他提出可使用 PMMA 製造隱形眼鏡的想法。1946 年正式進入 PMMA 隱形眼鏡時代，PMMA 與玻璃相較之優勢為重量較輕，容易製造、修改，但仍有透氧率低造成角膜水腫等對健康影響之缺點。

　　在美國，Kevin Tuohy 配鏡師與兩位視光師 Louis Zabner 及 Solon Braff 對現代隱形眼鏡有巨大貢獻。Tuohy 自己是 -7.00D 的近視患者，他的太太有 -3.00D 近視，所以他們對配戴及製作隱形眼鏡有濃厚的興趣。有一天製作隱形眼鏡的技術人員向他們展示特製鏡片，鏡片中心與鞏膜接觸部分的交界處做得非常薄，導致中央與周圍部分分離，當下有人建議僅配戴中央光學區（角膜）的部分，他們意外發現僅戴上中央光學部分竟可以良好的吸附在眼睛上，且視力矯正良好。但最後因對於隱形眼鏡的設計意見不合而拆夥，最終由 Tuohy 獲得第一個角膜接觸鏡片的專利，稱為 Tuohy 隱形眼鏡。

肆、1950-1960 年代：隱形眼鏡演進及軟式隱形眼鏡的現身

　　1950 年初，Tuohy 隱形眼鏡由英國、美國及德國的配鏡師及視光師從大直徑鏡片削減到 9.5mm（稱 Micro lens）。Bier 將單弧（Monocurve）設計鏡片隱形眼鏡邊弧修改較平變成雙弧度設計

（Bicurve），以減少角膜壓迫進而修改爲多弧（Multicurves）設計。Jessen 與 Wesley 發現患者配戴比角膜弧度還平的鏡片能夠暫時減少近視度數但經常引起角膜糜爛（Corneal erosions）。在這段時期中，亦發現有孔洞的鏡片能降低中央角膜水腫，也出現稜鏡垂重（Prism ballast）及截邊（Truncation）設計固定前散光表面鏡片來矯正殘餘散光。

軟式隱形眼鏡發展史是在 1961 年由捷克布拉格的一位化學教授 Otto Wichterlet 成功合成了與人體相容之親水凝膠材質，用於人類關節退化。此材質（p-HEMA）爲透明、可吸收約 40% 的水且有良好的物理特性及光學品質。他製作了一旋轉鑄模儀器，一次可鑄造四個鏡片。第一個商業製造的軟式隱形眼鏡廠商於 1964 年在布拉格設立（"Geltakt" 鏡片與 "SPOFA" 鏡片），同年此款軟式隱形眼鏡專利出售給美國視光師 Robert Morrison，隨後此專利又出售給了 Bausch 與 Lomb。1965 年，未水合的 HEMA 原料開始使用車床切割來製作隱形眼鏡。1968 年美國食品與藥物管理局（Food and Drug Administration, FDA）將軟式隱形眼鏡歸類爲醫療器材，因此大量在市面販售前必須通過測試及試驗，減緩了軟式隱形眼鏡新設計及材質進入美國的速度（PMMA 除外），然而，HEMA 材質造成的角膜水腫及消毒技術仍持續受到關注。

伍、1970 年代：隱形眼鏡的進化

1970 年代起提高 HEMA 及吡咯烷酮的濃度來增加鏡片含水量以提升氧氣穿透量，例如 Sauflon 鏡片（含水量 79%）、Permalens

（含水量 70%）、Duragel（含水量 75%）、另外著名的 Zero 6 鏡片，由 Hydron Lenses Ltd 所製作，車床削切厚度為 0.6mm，也是在這個年代開始生產的。

　　1971 年 FDA 通過 Bausch 與 Lomb 以 p-HEMA 作為原料的 Soflens 軟式隱形眼鏡產品在臨床使用，Bausch 與 Lomb 修改了原始在捷克的旋轉鑄造技術，依照角膜弧度數值來決定後表面弧度及初始配戴鏡片，總共有 C、F、N、J 及 B 五種設計。1972 年 Griffen 的「Bionite naturalens」鏡片將 HEMA 材質與吡咯烷環結合成為新的聚合物，此鏡片直徑為 15.5mm，含水量為 60%，剛開始 FDA 僅批准作為治療型鏡片，其後才用於矯正屈光不正。

　　在此年代間有許多軟式隱形眼鏡設計的出現，包括 1974 年第一個彩色隱形眼鏡由德國 Titmus Eurocon 公司所生產，1976 年散光隱形眼鏡通過 FDA 認證，1977 年 Barnes-Hind 製作出第一個非球面雙焦軟式隱形眼鏡「Hydrocurve bifocal」。

　　除了軟式隱形眼鏡外，硬式隱形眼鏡（Rigid gas permeable, RGP 或 GP）在 1970 年代亦有重大發展。1971-1974 年 Leonard Seidner 視光師委託一位聚合物化學家 Norman Gaylord 進行研究，他們發現了矽／丙烯酸酯 RGP 材料，鏡片稱為 Polycon 鏡片。另一種 RGP 材料為 CAB（醋酸丁酸纖維素），於 1979 年通過 FDA 認證的透氣材料，但此種材質尺寸不穩定且難製造，此鏡片稱為 Persecon E 鏡片。1975 年原始的 Boston 鏡片材質由眼科醫師 Perry Rosentha、物理學家 Louis Mager 及化學教授 Joseph Salamone 經過研究和開發成為 Boston II 材質（矽丙烯酸酯）並於在 1982 年取得 FDA 認證。

陸、1980 年代：拋棄式隱形眼鏡的現身

　　在 1980 年代原本 PMMA 鏡片的驗配及使用逐漸轉至以 RGP 鏡片為主，因為 PMMA 有疏水性及易破裂的問題。1982 年丹麥眼科醫師 Michael Bay 所發明的拋棄式隱形眼鏡「Danalens」問世，隨後賣給 Johnson 與 Johnson。1985 年至 1992 年第一個軟、硬式隱形眼鏡結合的鏡片（Saturn 鏡片）出現，在經過耐用性及透氧性改良之後成為 Softperm 鏡片。1988 年 Vistakon（Johnson & Johnson 的子公司）推出了第一款的「ACUVUE」拋棄式隱形眼鏡，它使用鑄造成型技術及泡罩包裝，大大提高生產速度且使成本大幅下降。

柒、1990 年代：矽水膠隱形眼鏡的現身

　　1995 年 Vistakon 公司推出 ACUVUE 日拋型隱形眼鏡（Daily disposable）。1998 年第一個矽水膠隱形眼鏡「視康 Night & Day」問世，接著「博士倫 Purevision」也跟著上市，矽水膠材質的鏡片有著高透氧及低含水的優勢，使得軟式隱形眼鏡的性能及安全性大幅提升，由於這個材質出現，使得隱形眼鏡配戴過夜變得更加安全（僅特定國家允許配戴過夜）。

捌、2000 年代：更好更舒適的隱形眼鏡

　　隨著矽水膠隱形眼鏡的普遍及價格下降，第一個矽水膠日拋隱形眼鏡「ACUVUE TruEye」在 2008 年上市。矽水膠鏡片也逐漸成為主流，現在有更大範圍的球面及散光度數鏡片、多焦點的鏡片設計、更好且更舒服的拋棄式隱形眼鏡材質。

　　在硬式隱形眼鏡方面，角膜塑型術（Orthokeratology 或 Ortho-K）矯正技術相當成熟，並可透過角膜地圖儀及更好的鏡片設計達到良好的近視控制效果。其他特殊隱形眼鏡如 Rose K 及 Rose K II 鏡片用於圓錐角膜的患者，Centra PGA / BiSym 用於角膜移植或受傷患者，另外新的 RGP 材質，例如 Menicon Z 等的出現。

玖、隱形眼鏡發展重要記事

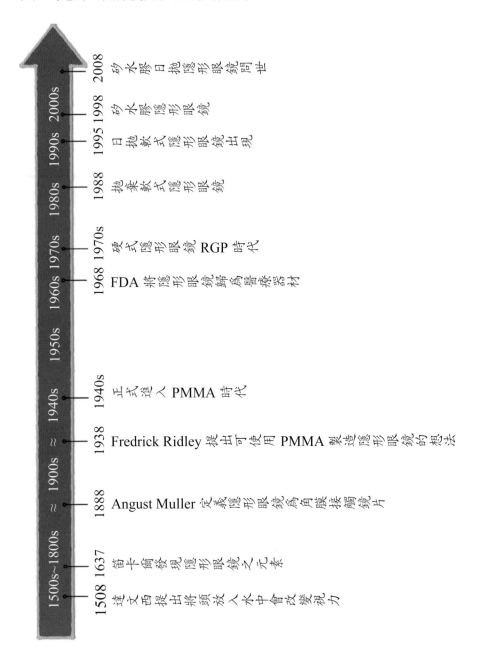

2008　矽水膠日拋隱形眼鏡問世

1998　矽水膠隱形眼鏡

1995　日拋軟式隱形眼鏡出現

1988　拋棄軟式隱形眼鏡

1970s　硬式隱形眼鏡 RGP 時代

1968　FDA 將隱形眼鏡歸為醫療器材

1940s　正式進入 PMMA 時代

1938　Fredrick Ridley 提出可使用 PMMA 製造隱形眼鏡的想法

1888　Angust Muller 定義隱形眼鏡為角膜接觸鏡片

1637　笛卡爾發現隱形眼鏡之元素

1508　達文西提出將頭放入水中會改變視力

第2章　角膜生理與構造簡介

　　眼球是由兩個球體所組成，連接的位置在輪部（角膜及鞏膜的交界處），角膜位於眼睛前部，屬於較小且半徑約 7.8mm 的球形，而鞏膜是位於後方，具有約 17mm 半徑的較大球體，角膜占整個眼睛表面積六分之一，鞏膜占六分之五。整體的眼睛長度（視軸）約為 24mm。眼睛構造中與隱形眼鏡最有關係的就是角膜，隱形眼鏡的演化及改良主要就是關係到角膜的健康。

　　角膜屈光度數主要取決於它的前及後表面之曲率及空氣與房水之折射率的不同。角膜平均水平直徑約為 11.7mm，垂直直徑為 10.6mm，女性角膜比男性小約 0.1mm。平均中央曲率半徑約為：前表面 7.8mm，後表面 6.7mm，範圍約為 6.8-8.5mm。角膜厚度中央最薄約 0.53mm，（平均範圍約 0.5-0.6mm），越往周邊則逐漸變厚，連接輪部區域之角膜厚約 1.1mm，角膜曲率越靠近輪部則趨於平坦。角膜中央厚度會影響到眼壓的判讀及測量。

　　角膜折射率為 1.376，屈光度約為 43D，而整個眼睛平均屈光度約為 57-62D，因此角膜約占整個眼睛屈光度的三分之二，而水晶體僅貢獻約 20D。儘管人們的視力相對穩定，但其實角膜存在著晝夜波動，其波動造成因素包括眼瞼壓力、淚膜張力、賀爾蒙及每日變化等。

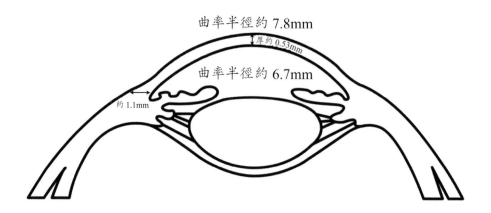

曲率半徑約 7.8mm

厚約 0.53mm

曲率半徑約 6.7mm

約 1.1mm

　　角膜雖然透明，實際上含有高度的細胞及蛋白質組織，與身體大多數的組織不同。角膜內部並沒有血管來供給養分或保護其免於感染，主要是靠淚液及房水來滋養。此外，由於角膜為光線進入眼睛的第一個介面，必須保持良好的透光度及光線折射，因此只要有一點微小的血管就可能干擾視力。所以要擁有良好的視覺品質，角膜各層就必須清澈透明。

　　角膜有如清澈玻璃般的平滑乾淨且堅固耐用，其主要功能包括：

1. 保護眼睛其他部位免於細菌、灰塵及其他有害物質的侵入。角膜與眼瞼、眼窩、眼淚及鞏膜共同進行保護任務。

2. 角膜為眼睛最外側的組織，功能是聚焦光線進入眼睛，占眼睛總屈光度約 65-75%。

壹、角膜組織及主層

一、上皮層（Epithelium）

位於角膜最外部，組織厚約 50 μm，從球結膜所延續，角膜上皮是由約爲 5 至 6 層的鱗狀上皮細胞所組成，越靠近輪部可多達 10 或更多層，上皮細胞代謝時間約爲 7-14 天，由基底膜細胞向上推移更新，最底層之單層柱狀細胞會持續增生，並逐漸上移變成多邊形翼狀，約爲 2-3 層，最表層細胞爲 2 層扁平狀細胞、具細胞核且無角質化，細胞間緊密連接。上皮主要功能爲：㈠ 防止外來物質，例如灰塵、細菌等進入眼睛及角膜其他層；㈡ 提供淚液光滑的表面，從淚液吸收角膜所需的氧及營養，並將這些養分散布到角膜的其他部分，上皮充滿數以千計的神經末梢，對極微小的刺激仍很敏感，因此在角膜摩擦或受傷時會感到疼痛。上皮前表面有許多微絨毛及微皺褶，作爲淚膜黏附的表面，使每次眨眼能讓淚液重新分布在角膜上。

二、鮑曼氏膜（Bowman's membrane）

又稱前彈力層，位於角膜上皮下方，厚約 10-15 μm，無細胞而僅由強韌的膠原蛋白纖維所組成，鮑曼氏膜前表面平滑，但後表面併入基質層，是一個保護基質層的屏障。此層細胞無法再生，因此若受到傷害，癒合後一般會留下疤痕，當此疤痕過大且位於角膜中心則可能影響視力。

三、基質層（Stroma）

　　爲角膜最厚的一層，厚約 500 μm，占角膜 90% 厚度，含水量約爲 78%，由 200-250 層的透明膠原纖維薄層所組成，每層厚約 1.5-2.5μm，此薄層爲第一類膠原纖維。各層之膠原纖維相互交織但平行於表面排列，而與相鄰層內的膠原纖維交叉呈 90 度，膠原纖維薄層間由鹼性物質（Basic substance）及水黏多醣（Mucopolysaccharides）分離，後者負責維持水合及角膜的透明度。因基質無任何血管，膠原纖維給予角膜強度、彈性及形狀，且膠原纖維獨特的排列、形狀與間距，是角膜呈現透明及透光的主要因素。

四、德斯密氏膜（Descemet's membrane）

　　又稱後彈力層，位於基質層下方，爲一層薄但強韌的組織，其功能在保護眼睛不受到感染及傷害。此膜主要由第四型膠原纖維組成，與基質層不同，第四類膠原纖維比第一類剛性要低，厚度因年紀而異，一般約爲 5-12μm，後表面由內皮細胞構成。

五、內皮層（Endothelium）

　　內皮細胞爲角膜組織中最薄也是最內層，細胞呈現六角形狀，扮演保持角膜清晰的重要角色。眼睛內部的液體會緩慢地滲入到中間的基質，而內皮細胞的主要任務就是將過量的液體排出基質，若無此幫浦功能，基質會因水分過多而膨脹，導致角膜水腫使得角膜不再清澈，最後變成渾濁。在健康的眼睛中，液體進入角膜與將液

體排出角膜之間有個完美的平衡。但若內皮細胞因疾病或創傷造成破壞或壞死，則可能會造成角膜水腫及失明問題，目前治療的方式為進行角膜移植。

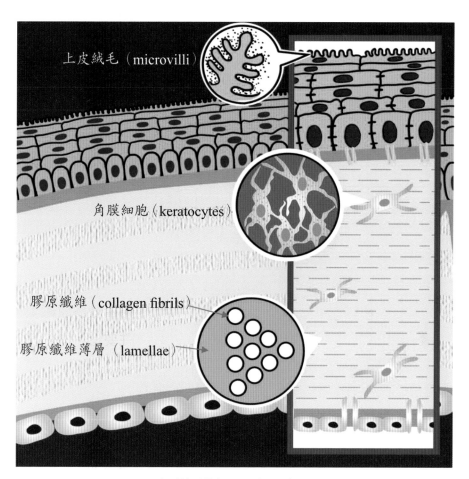

上皮絨毛（microvilli）

角膜細胞（keratocytes）

膠原纖維（collagen fibrils）

膠原纖維薄層（lamellae）

角膜組織主要五層示意圖

第 3 章　　隱形眼鏡光學

壹、頂點距離

　　隱形眼鏡與框架眼鏡不同，它是直接接觸角膜，因此隱形眼鏡
屈光度與一般框架眼鏡也有所區別。隱形眼鏡屈光度，即後頂點
度數（Back vertex power, BVP），首先將眼鏡處方轉換成負散光形
式，通常眼鏡處方度數在 4.00D 以上才會進行頂點距離調整，近視
患者由框架眼鏡到角膜平面後會減少近視度數，而遠視患者則會增
加遠視度數。若在顯著的散光情況下，則需分別考慮兩主徑線之度
數換算，隱形眼鏡度數換算

$$(F_{CL}) = \frac{眼鏡度數(F_{SP})}{(1 - 頂點距離(d) \times 眼鏡度數(F_{SP}))} = \frac{F_{SP}}{(1 - dF_{SP})}$$

假設眼鏡度數爲 −4.00D，頂點距離爲 12mm，則隱形眼鏡度數爲

$$(F_{CL}) = \frac{-4.00}{(1 - 0.012 \times (-4.00))} \cong -3.82\,D$$

若有顯著散光，如眼鏡度數爲：−5.00/−2.00×180，則需分別計
算 −5.00D @ 180 及 −7.00D @ 090 兩主徑線，隱形眼鏡度數分
別爲：−4.72D @ 180（約爲 −4.75D）及 −6.46D @ 090（約爲
−6.50D），最終隱形眼鏡度數爲 −4.75/−1.75×180。

貳、隱形眼鏡的視覺影響

　　隱形眼鏡與屈光不正、視力、眼睛健康狀況及雙眼視覺息息相關，隱形眼鏡光學的優點與視覺影響主要分為：1. 內聚（Convergence）；2. 視野範圍（Field of view, FOV）；3. 放大率（Magnification）；4. 調節（Accommodation）。

一、內聚

　　配戴框架之近視眼鏡在近距離視物時會誘導出基底朝內（Base in, BI）的稜鏡，使看到的物體比實際更遠，因此內聚力使用較少。當近視者由框架眼鏡換成隱形眼鏡時即消除此稜鏡介入，而提升內聚需求（Convergence demand）。反之，當遠視患者配戴遠視框架眼鏡在看近物時會產生基底朝外（Base out, BO），此時看東西會比較近則需要較多的內聚力輔助，而隱形眼鏡則相對較少內聚需求，因此在這種情況下，配戴隱形眼鏡提供減少內聚的好處。臨床上發現，當近視且有內聚困難或不足者，配戴隱形眼鏡時可能會出現問題，因為缺少 BI 稜鏡的緩解因此需要更多的內聚力，而遠視患者有內聚困難者配戴隱形眼鏡效果比配戴眼鏡來的佳，因為隱形眼鏡沒有 BO 稜鏡，因此可以減少內聚力的需求。

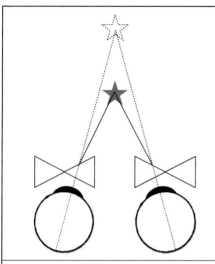

近視患者之框架眼鏡因 BI 稜鏡，可降低眼睛內聚力的需求

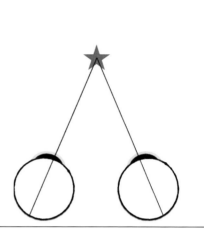

近視隱形眼鏡配戴者與正視眼者所需的內聚力需求相似，因此會比使用近視框架眼鏡需要較多的內聚力需求

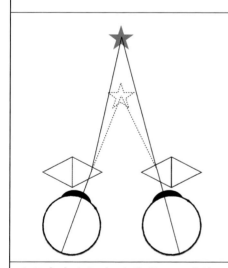

遠視患者之框架眼鏡因 BO 稜鏡，會增加眼睛內聚力需求

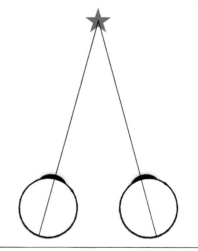

遠視隱形眼鏡配戴者與正視眼者所需的內聚力需求相似，因此會比使用遠視框架眼鏡需要較少的內聚力需求

二、視野範圍

　　框架眼鏡受到離眼睛較遠及框架形狀的因素而有視野上的限制，而隱形眼鏡較靠近瞳孔及無框架大小限制，因此隱形眼鏡會較框架鏡視野來得廣；通常配戴框架眼鏡減少約 20° 的視野，且可避免高度數鏡片因球面像差等因素導致視野周圍失真。正度數鏡片光學會使視野範圍縮小，因此遠視患者使用隱形眼鏡可以消除配戴遠視框架眼鏡的環形盲點（Ring scotoma）。近視患者配戴之負度數鏡片能創造較大的視野範圍，配戴近視隱形眼鏡能消除近視框架眼鏡所造成之環形複視（Ring diplopia）。臨床上配戴眼鏡患者換成隱形眼鏡時常會有視野更廣闊自然的感覺。

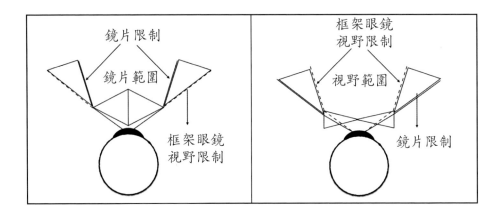

三、放大倍率

　　眼鏡的放大倍率即屈光不正患者之矯正後清晰視網膜影像大小比上與屈光不正患者之矯正前模糊視網膜影像大小。

$$眼鏡的放大倍率 = \frac{屈光不正之矯正後影像大小}{屈光不正之矯正前影像大小}$$

隱形眼鏡的放大倍率計算則爲

$$隱形眼鏡的放大倍率(Fc) = \frac{隱形眼鏡矯正後之影像大小}{框架眼鏡矯正後之影像大小}$$
$$= 1 - dF_{SP}$$

d = 頂點距離 (m)，F_{sp} = 框架眼鏡屈光度數 (D)，隱形眼鏡放大率 % (Fc %) = (Fc−1)×100，視網膜影像大小受到頂點距離（Vertex distance, d）影響，由於隱形眼鏡配戴頂點距離較框架眼鏡短，相較下隱形眼鏡的影像尺寸與實際物體相比改變較少。近視患者使用隱形眼鏡之影像比框架眼鏡來的大，而遠視患者使用隱形眼鏡矯正後之影像比框架眼鏡來得小。在眼鏡放大倍率而言，對於遠距離物體，屈光不正矯正後的影像大小與正視眼的影像大小比率取決於屈光不正的型態是軸性型還是屈光型的，理論來自於 Knapp 定律，軸性屈光不正者最佳矯正方式爲框架眼鏡，高度屈光不正（如 4-8D）有較高的機率爲軸性問題。屈光性屈光不正如單眼無水晶體、屈光手術或高度逆散者，建議使用隱形眼鏡矯正。雙眼屈光參差患者無論是何種屈光不正類型皆建議使用隱形眼鏡矯正，還可避免因爲單眼鏡片度數過大引起注視偏差的斜視，大量減少兩眼不等像問題及提升雙眼視覺功能。

隱形眼鏡及框架眼鏡影像之比較
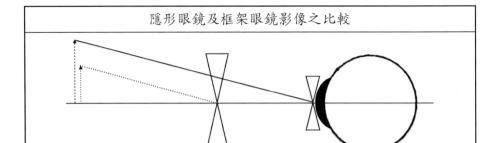
近視患者：配戴隱形眼鏡之影像大小與實際物體比較相近，框架眼鏡影像較實際物體小
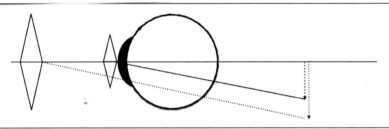
遠視患者：配戴隱形眼鏡之影像大小與實際物體比較相近，框架眼鏡影像較實際物體大

屈光性屈光不正之影像
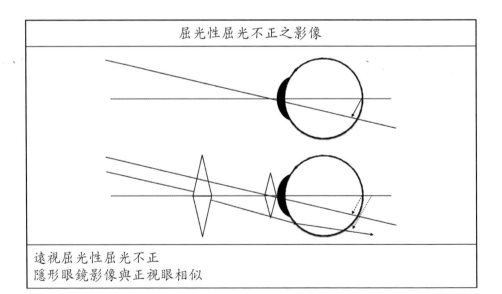
遠視屈光性屈光不正 隱形眼鏡影像與正視眼相似

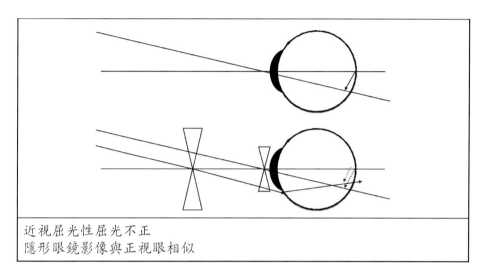

近視屈光性屈光不正
隱形眼鏡影像與正視眼相似

軸性屈光不正之影像

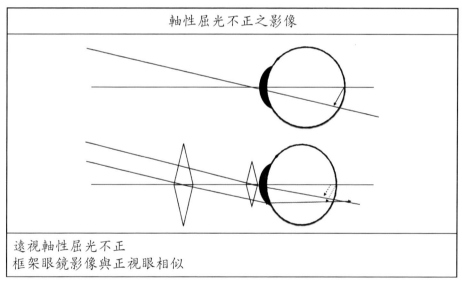

遠視軸性屈光不正
框架眼鏡影像與正視眼相似

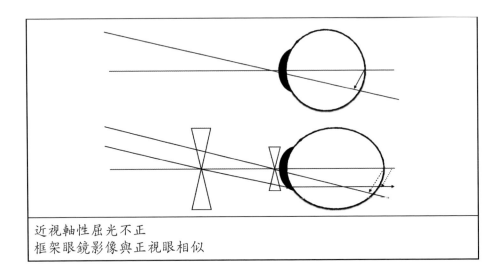

近視軸性屈光不正
框架眼鏡影像與正視眼相似

四、調節

　　調節的定義為眼睛在完全放鬆的情況下，當物體由無限遠向眼睛靠近時，眼睛能改變的聚焦能力使得物體在視網膜清晰成像，即遠點及近點的屈光度改變。框架眼鏡與隱形眼鏡會有不同的調節需求，配戴框架眼鏡時近視患者所使用之調節比遠視患者少，而隱形眼鏡所需之調節力與正視眼相似。臨床上發現與框架眼鏡相比，近視眼配戴隱形眼鏡會增加調節需求，接近老花年紀的近視患者可能需要或更快需配戴近用眼鏡，而遠視患者配戴隱形眼鏡會降低調節需求，可以延遲老花所需之近用矯正。

　　綜合上述，與框架眼鏡相比近視眼者配戴隱形眼鏡時會有較多的內聚及調節需求，遠視眼者配戴隱形眼鏡有較低的內聚及調節需求。

第4章　隱形眼鏡配戴者選擇與各項檢查

在驗配隱形眼鏡前，與配戴者有充分的溝通是非常重要的，如果患者為初次隱形眼鏡配戴者，則需了解配戴動機、眼睛健康狀況及是否有其他可能影響配戴隱形眼鏡的各項生理問題。如患者為再次配戴者，則需了解之前所配戴的鏡片種類、配戴時間、隱形眼鏡保養狀況及眼睛健康狀況，若發現眼睛表面有異狀，則需要再次檢查驗配、停戴或治療，待異常問題恢復後再行評估是否可繼續配戴。

隱形眼鏡驗配檢查包含：問診、眼表檢查、淚液檢查、各項配戴隱形眼鏡參數檢查。其重要性如下述之問診內容：

1. 通過與配戴者的溝通和詢問病史，可以了解配戴者的使用目的，配戴要求和身體健康，這些資訊有助於驗光師對鏡片選擇及配戴方式給予適當的建議。

2. 配戴隱形眼鏡的目的及要求，如配戴時間需求，運動配戴，社交場合配戴，或是近視控制等特殊需求。

3. 如曾經配戴過隱形眼鏡，需了解過去配戴的鏡片種類及類型，詢問更換鏡片頻率、配戴時間、鏡片護理系統及在配戴過程中是否有發生問題。

4. 身體健康狀況，如糖尿病、甲狀腺、關節炎、皮膚病及過敏等問題。

5. 眼部病史，如感染、外傷或手術、睫毛倒插，結膜炎、乾眼症等問題。

6. 用藥史，如慢性疾病用藥、阿托品或是滴眼液等。

7. 矯正的視力，如配戴框架眼鏡視力、配戴隱形眼鏡視力。

8. 配戴者的工作性質、工作環境、興趣、娛樂等。

第5章　裂隙燈檢查

　　裂隙燈的基本設計分為三個部分，分別為機械系統（Mechanical system）、照明系統（Illumination system）及觀察系統（Observation system）。機械系統將照明系統及顯微鏡連接在一共同軸上，讓光照物體與觀察目鏡得以聚焦在同一平面上，主要用於調整觀察者與患者的位置、調整照明及觀察系統。照明系統為提供明亮且均勻的光源並能夠調節進入眼睛的亮度，其包含光源、聚光透鏡系統、濾片及投影鏡頭、反射鏡或稜鏡等光學相關設備。觀察系統為提供觀察者放大觀察圖像之光學元件所組成複合顯微鏡，能夠放大影像讓被觀察的物體細節更加清楚。

　　觀察系統大多可調整放大倍率，但各廠牌設計不盡相同，其中低倍率如 6X 或 10X 通常用於觀察眼睛外觀（眼瞼、結膜）及隱形眼鏡配戴評估。中倍率如 16X 則用於隅角評估、角膜、水晶體、異物、角膜受傷，高倍率如 40X 通常用於觀察角膜內皮細胞或前房細胞。

　　照明系統可調節光束長度、寬度、亮度、燈光角度及型態（濾片）等，光束長度用於觀察多數區域及結構，短光束通常用於檢查前房細胞，寬度由窄到寬通常分別觀察於，較窄：隅角評估、角膜、前房。微寬：角膜、水晶體等。稍寬：眼外觀、隱形眼鏡。最寬：眼外觀、角膜壓痕（搭配藍光濾片）。至於光線的顏色（濾片）主要有白色，用於觀察多數區域及結構。藍色（搭配螢光染色）

觀察角膜染色、淚液層、硬式隱形眼鏡染色評估。綠色可將紅色濾掉，即血管看起來會反黑，用於評估血管或鐵線現象等。

　　身為驗光師需精通裂隙燈使用方式，用於眼前部構造檢查，包括眼瞼、角膜、前房和水晶體等，作為評估患者眼部健康之工具，此外，裂隙燈對於隱形眼鏡驗配也扮演著重要角色，通常用於決定患者是否適合配戴及選擇適合的隱形眼鏡，提供配戴時眼睛健康情形，及與隱形眼鏡相關問題之預防。

　　本章節目的

1. 了解裂隙燈的照射法技巧。
2. 了解裂隙燈於隱形眼鏡驗配中所扮演之角色。
3. 了解裂隙燈於隱形眼鏡驗配前所需之例行檢查，以及所熟悉之技巧。

壹、常用照射法及技巧

　　依照明系統與觀察系統之間的關係可將照射法分為兩大類，一為直接照射法，另一為間接照射法。直接照射法依光線寬度分為漫射（Diffuse）、寬條光束（Wide beam）、寬條平行（Parallel piped）及光切片（Optic section）。圓錐光柱（Conical beam）及鏡面反射照射法（Specular reflection）亦為直接照射法。

　　間接照射法為光線所照射的位置不是觀察物本身，而是經過反射或散射光線而間接照明到觀察物，即光線與觀察聚焦路徑無相交在同一點上，為達到此目的，將照明系統暨觀察系統扣入扭（Click stop）轉開，使照明系統偏離正常位置，此時觀察系統及照

明系統無對焦在一起，間接照射法包括直接背面反射照射（Retro-direct）、間接背面反射照射（Retro-indirect）及角鞏膜漫射（Sclerotic scatter）。

　　裂隙燈常用於配戴隱形眼鏡前的眼睛健康評估，配戴時的鏡片配適評估及配戴後的眼睛健康檢查。常用在隱形眼鏡驗配的照射法有漫射、光切片及寬條平行。檢查的項目包括眼外觀、眼瞼健康、眼裂高（Palpebral aperture, PA）、水平可見虹膜直徑（Horizontal visible iris diameter, HVID）、淚液品質及角膜健康。

一、直接照射法──漫射

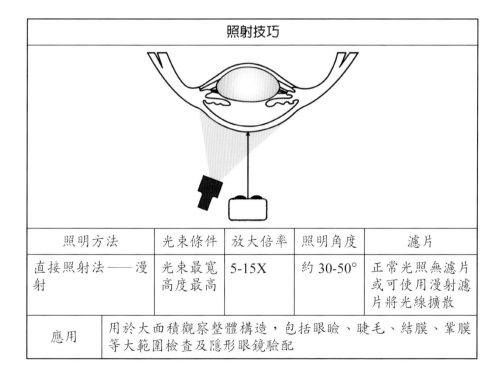

照射技巧

照明方法	光束條件	放大倍率	照明角度	濾片
直接照射法──漫射	光束最寬高度最高	5-15X	約 30-50°	正常光照無濾片或可使用漫射濾片將光線擴散
應用	用於大面積觀察整體構造，包括眼瞼、睫毛、結膜、鞏膜等大範圍檢查及隱形眼鏡驗配			

二、直接照射法──寬條光束

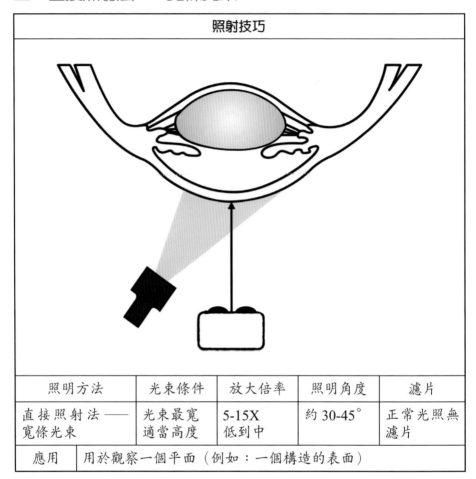

照射技巧				
照明方法	光束條件	放大倍率	照明角度	濾片
直接照射法──寬條光束	光束最寬適當高度	5-15X 低到中	約 30-45°	正常光照無濾片
應用	用於觀察一個平面（例如：一個構造的表面）			

三、直接照射法──寬條平行

因光束兩邊為相互平行，相較寬條光束法使用的光來得窄，可提供 3D 觀察（寬度、高度及深度），在表面和深度檢查之間有良好的平衡。

照射技巧

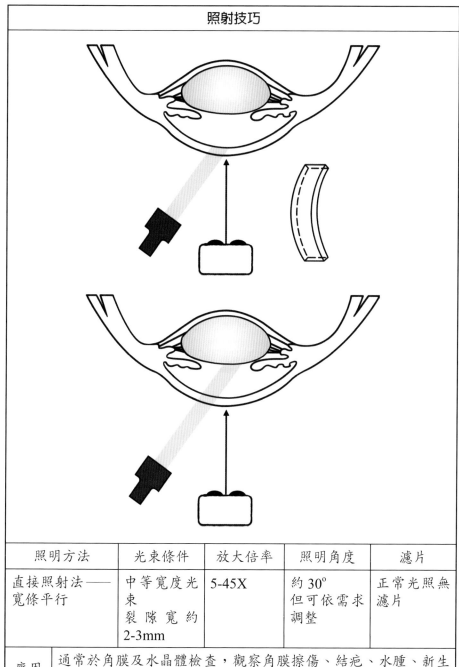

照明方法	光束條件	放大倍率	照明角度	濾片
直接照射法——寬條平行	中等寬度光束 裂隙寬約2-3mm	5-45X	約 30° 但可依需求調整	正常光照無濾片

應用	通常於角膜及水晶體檢查，觀察角膜擦傷、結疤、水腫、新生血管及異物等，於水晶體用於觀察囊泡、白內障、Y 字結構

四、直接照射法──光切片

用於觀察組織細微部分，提供 2D 視覺（高度及深度），盡可能將光束調到很窄（0.1-0.2 mm），適當的角度（角度越大觀察剖面越寬），需要清楚聚焦也建議亮度調亮一些。

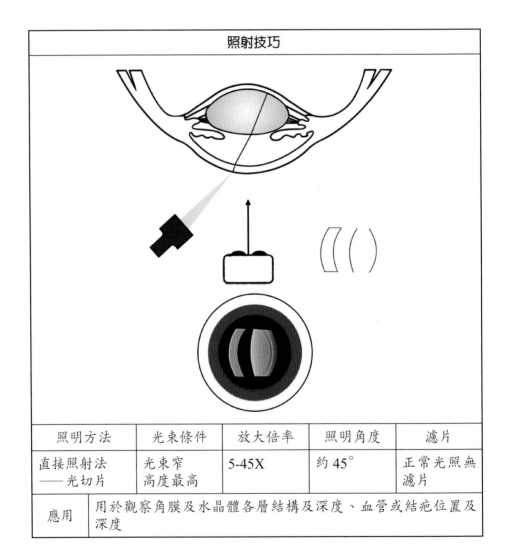

照明方法	光束條件	放大倍率	照明角度	濾片
直接照射法 ──光切片	光束窄 高度最高	5-45X	約 45°	正常光照無濾片
應用	用於觀察角膜及水晶體各層結構及深度、血管或結疤位置及深度			

上方標題：照射技巧

五、直接照射法──圓錐光柱

又稱 Tyndall Cone 照明法，為方便觀察建議亮度調到最亮，檢查室盡量最暗。

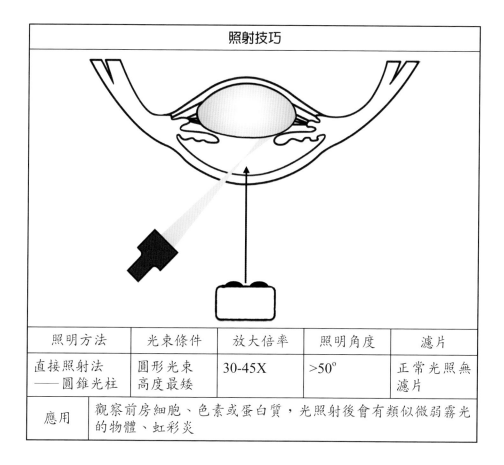

照明方法	光束條件	放大倍率	照明角度	濾片
直接照射法──圓錐光柱	圓形光束高度最矮	30-45X	>50°	正常光照無濾片
應用	觀察前房細胞、色素或蛋白質，光照射後會有類似微弱霧光的物體、虹彩炎			

照射技巧

六、直接照射法──前房隅角評估（Van Herick, VH）

角膜光切片寬度及黑色陰影的部分比例，即角膜後表面與虹膜表面之間的距離。

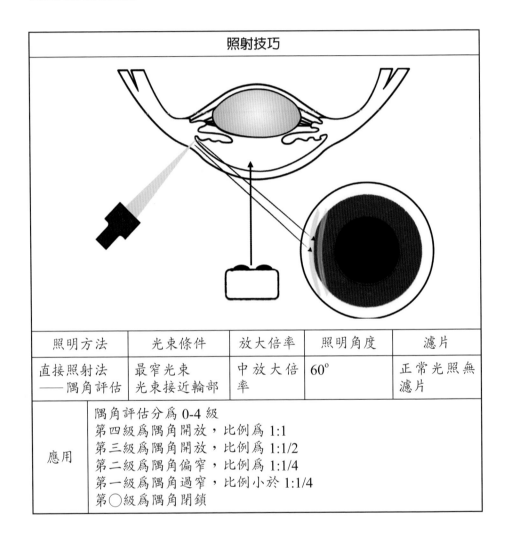

照明方法	光束條件	放大倍率	照明角度	濾片
直接照射法 ──隅角評估	最窄光束 光束接近輪部	中放大倍率	60°	正常光照無濾片

應用	隅角評估分為 0-4 級 第四級為隅角開放，比例為 1:1 第三級為隅角開放，比例為 1:1/2 第二級為隅角偏窄，比例為 1:1/4 第一級為隅角過窄，比例小於 1:1/4 第〇級為隅角閉鎖

七、直接照射法──鏡面反射照射

　　聚焦於角膜上皮，將照明系統與觀察系統調整至角度相同（對稱，見下圖），此時在角膜上最亮的光即為反射光（入射光 = 反射光），最亮的反射光位於角膜前表面，而角膜後表面接收較少的反射光線。此時輕輕前後移動裂隙燈直至角膜後表面觀察到粗糙的表面，即為角膜內皮細胞。

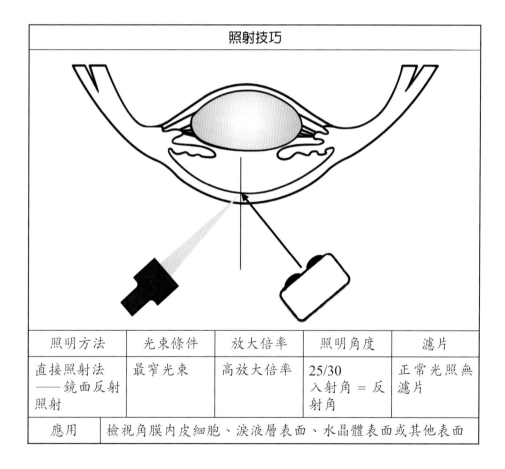

照明方法	光束條件	放大倍率	照明角度	濾片
直接照射法──鏡面反射照射	最窄光束	高放大倍率	25/30 入射角 = 反射角	正常光照無濾片
應用	檢視角膜內皮細胞、淚液層表面、水晶體表面或其他表面				

表頭：照射技巧

八、間接照射法

提供較柔和及散射的光，較易觀察因直接照射法所誤判或遮蔽之異常及細節。間接照射法需將 Click stop 鬆開後並移動照明系統，使照明系統所照射的位置不是觀察物上。

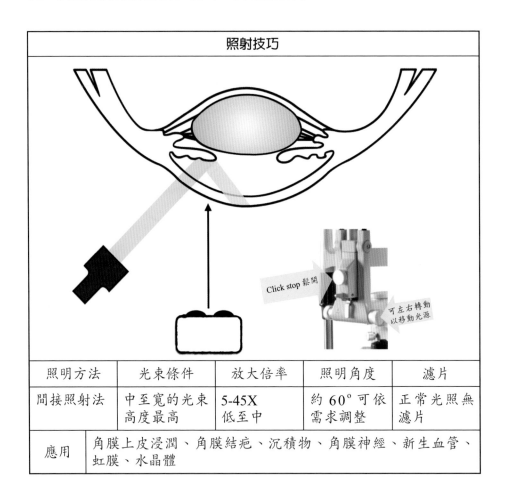

照明方法	光束條件	放大倍率	照明角度	濾片
間接照射法	中至寬的光束 高度最高	5-45X 低至中	約 60° 可依 需求調整	正常光照無 濾片
應用	角膜上皮浸潤、角膜結疤、沉積物、角膜神經、新生血管、 虹膜、水晶體			

九、背面反射照射 —— 直接與間接照射法

　　可分爲直接背面反射照射及間接背面反射照射。將欲觀察物體聚焦後，鬆開 Click stop，將光線移至觀察物體旁，當所觀察的物體不透光時則呈現黑色（例疤痕、色素、血管），若觀察的物體爲透明的則會透光（角膜、水晶體），當觀察的物體造成散射時亦會透光（上皮水腫、液泡）。

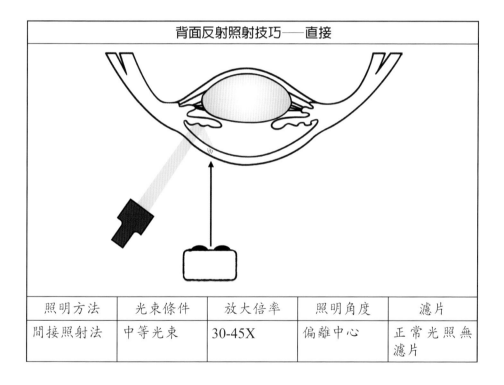

背面反射照射技巧 —— 直接

照明方法	光束條件	放大倍率	照明角度	濾片
間接照射法	中等光束	30-45X	偏離中心	正常光照無濾片

背面反射照射技巧──間接

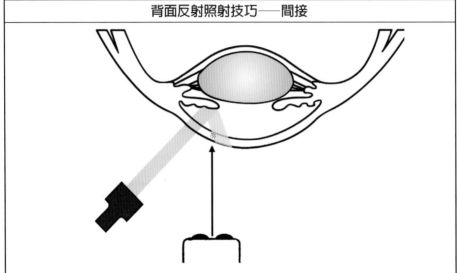

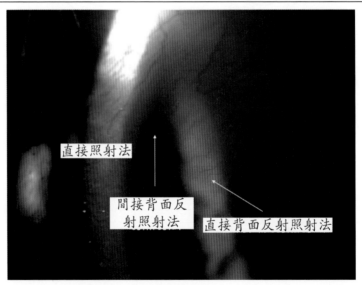

直接照射法

間接背面反
射照射法

直接背面反射照射法

照明方法	光束條件	放大倍率	照明角度	濾片
間接照射法	中等裂隙寬度	30-45X	偏離中心更多	正常光照無濾片
觀察位置	直接背面反射照射：將欲觀察物體置於反射光線位置 間接背面反射照射：將欲觀察物體置於觀察系統及光線之間			
應用	上皮囊腫、角膜後沉著物、小血管、小疤痕			

十、間接照射法 ── 角鞏膜漫射

聚焦於角膜中心後鬆開 Click stop，將照明系統移至輪部，光線經由輪部漫射整個角膜，此照射法為內部全反射，若為正常健康的角膜則不會有異物反光，而是成透明透光可以看到瞳孔虹膜的黑色，而輪部會出現一圈似光暈形狀整個亮起。

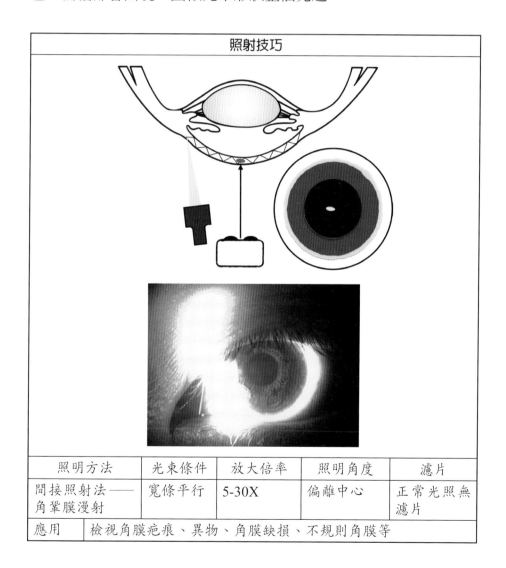

照射技巧

照明方法	光束條件	放大倍率	照明角度	濾片
間接照射法──角鞏膜漫射	寬條平行	5-30X	偏離中心	正常光照無濾片
應用	檢視角膜疤痕、異物、角膜缺損、不規則角膜等			

貳、臨床實作

一、臨床實作設置

（一）請患者移除所配戴的視力矯正工具，如隱形眼鏡或框架鏡。

（二）消毒裂隙燈與患者的接觸面，如：額靠及下巴架。

（三）周邊光線設置：將燈光調到昏暗（Dim light）。

（四）調整患者及驗光師的椅子高度，兩者頭部高度相等。

（五）裂隙燈調整部分：

1. 確定反射鏡在正確的位置。

2. 調整接目鏡：使用歸零棒對焦，單眼分別歸零對焦，剛開始盡可能往逆時鐘方向轉，然後再往順時鐘方向轉直至影像清楚。

3. 調整目鏡之瞳孔距離。

4. 調整至低倍率且無任何濾片。

（六）請患者將下巴及額頭靠上，調整下巴架位置，使患者眼角與眼角標記線（Leveling pin）對齊。

（七）用一隻手來操作控制桿：對齊及顯微鏡聚焦並控制旋轉調整高低。

（八）另一隻手來控制光照系統：改變光線與目鏡的角度以及改變裂隙寬度。

二、眼外觀及眼瞼健康檢查項目及參考步驟

透過裂隙燈觀察來了解患者眼睛健康狀態，檢查項目包括閉

眼時眼瞼外觀是否健康、乾淨，睫毛生長方向、瞼緣是否有分泌物，瞼板腺是否通暢，翻開上下眼瞼後，瞼結膜是否光滑平順，球結膜是否健康及角膜是否乾淨透亮。建議檢查順序如下：眼皮、睫毛、結膜、淚層、角膜、前房隅角、虹膜和水晶體。通常先檢查右眼再左眼。

（一）裂隙燈檢察各部位觀察注意事項

1. 眼睛周圍皮膚外觀，注意有無缺損或異常。
2. 眼平視前方時眼瞼位置。
3. 眼睫毛衛生及生長方向。
4. 瞼結膜／球結膜外觀，有無充血或濾泡。
5. 角膜是否透明，有無新生血管或刮傷等。
6. 眨眼的頻率及完整性。
7. 虹膜之顏色及色素沉澱。
8. 瞳孔反射。
9. 前房、水晶體，是否有混濁或是清澈透明。

（二）使用裂隙燈檢查時，盡量讓患者能舒適接受檢查的技巧

在隱形眼鏡驗配過程中裂隙燈之檢查占許多時間，因此在檢查開始前應注意患者是否舒適放鬆。透過以下技巧能幫助您：

1. 讓患者可以坐直之高度以預防脊椎扭傷，並請患者配合檢查。
2. 患者頭部應舒適的放在下巴架上，且額頭要貼緊額靠。
3. 儀器的高度應固定，在測試中不隨意調整下巴架或額靠，且眼角應與黑線成一直線。

4. 驗光師應是輕鬆的，椅子可自由調整高度且燈光開關應可簡單控制。

5. 檢查時應給患者明確指示，例如看一個固定的目標、看不同位置、請患者將牙齒輕閉，有系統的檢查順序可省時且不會造成被患者不必要之疲勞。

6. 清楚的與患者溝通檢查方法可幫助患者放輕鬆，例如翻眼皮前或點螢光染劑前應先告知患者。

7. 裂隙燈需要小心的使用，輕易擺動照明系統容易產生笨拙或過於誇張的印象。

8. 調整照明強度時要注意患者是否感到舒適，且注意光線不要太強造成患者畏光。

（三）翻上眼皮（請依個地區法規准許範圍內執行）

翻上眼皮進行之檢查包括：患者有異物感、隱形眼鏡試戴前的評估、檢查瞼結膜發炎或角膜上邊的角膜、結膜炎。

1. 使用儀器：裂隙燈、棉花棒。

2. 觀察重點：正常的上眼瞼結構為光滑平坦的、且有良好之血管及黏液層。一般大小的乳突狀細胞通常在上眼瞼板邊緣，翻眼皮可以看見平常不容易發現的東西，例如：異物、濾泡、小的乳突濾泡或大的結石等。

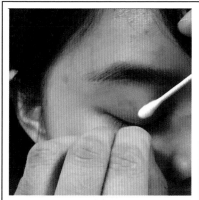

用同一手的拇指和食指 輕抓上眼皮睫毛，向下拉 45 度

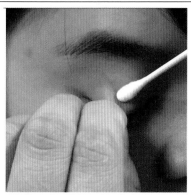

另一手使用棉籤向下按壓眼瞼上部，同時輕輕拉動睫毛向外和向上

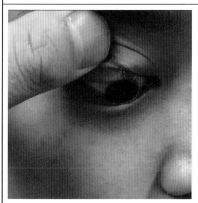

將眼皮拉起時請患者持續向下看，以減少不舒適感

（四）淚液評估（請於各地區法規准許範圍內執行）

　　乾眼的症狀是配戴隱形眼鏡者常見的問題。配戴隱形眼鏡後眼淚的脂質層，水層和黏液層的比例變化，改變了淚膜在鏡片上的穩定性並減少了潤濕性。配戴隱形眼鏡也會增加淚液蒸發速率（Guillon & Maissa, 2008），並導致表面沉積物堆積引起鏡片表面潤濕不充分，造成淚液分布不均。差的淚液品質降低了隱形眼鏡配戴的成功率。

　　檢查淚液的方法可分為侵入式及非侵入式：侵入式淚液檢查方式有：淚液破裂時間（TBUT）、淚液試紙（Schirmer）測試、棉線測試。非侵入式淚液檢查方式有：角膜弧度儀、淚溝／淚河／淚稜鏡（Tear prism）。

1. 黏液層評估（等級 0-3）：將裂隙燈調到中低倍率和適當光線來檢查角膜前的淚液層，觀察有無任何蛋白小球或絲狀黏液在淚液層上，將淚液層內的蛋白小球或絲狀黏液數量分成 0 到 3 級，0 ＝乾淨，1 ＝輕度，2 ＝中度，3 ＝嚴重。

2. 淚液流動速度及淚河評估：檢查在眼皮下方邊緣的淚河（淚溝），將裂隙燈調至中倍率，使用寬條平行光束及中亮度之照明。檢查時要注意淚河有無任何的蛋白小球或絲狀黏液以及淚液流動速度。淚液流動的速度分為慢、中、快三級，淚液量則使用裂隙燈上之目鏡標線，或手持尺來評估雙眼淚河的高度，若無測量工具，則將淚河分成 −2（很少）到 +2（很多）等五級。

3. 脂質層評估（1-4 級）：使用中高放大倍率及寬條光束，並將裂隙光線與物鏡角度呈 5-10°，將光線照射在淚液層，微

調聚焦使淚液層前部清楚，並使用鏡面反射法來觀察脂質層，此方法需要多練習，使用漫射法可以幫助觀察。

將脂質層分成四級：

- 第一級：有大理石般的紋路（薄薄一層）
- 第二級：不規則的型態
- 第三級：流體
- 第四級：周圍有顏色（厚厚一層）

4. 淚液體積／量評估

⑴ 棉線測試（mm/15 秒）：準備測量之棉線並折成「掛鉤」形狀。請患者往上看並將棉線前三分之一部分（較短的的一端）放入下眼皮內，剩下的三分之二掛在下眼皮外，請患者輕閉雙眼 15 秒後，移開棉線且測量棉線變濕長度（mm, 毫米，包括放入眼皮內之前三分之一部分），另一眼上述方法再做一次。期望值為 15 毫米／15 秒。

⑵ 淚液試紙測試（可使用或不使用局部麻醉藥水）（mm/5 分）：在移除試紙外塑膠包裝前先約於末端 5 毫米處輕摺試紙，再移除試紙外的塑膠包裝。請患者往上看，並將試紙摺起的部分（較短的一端）放入眼皮內，較長的一端放在眼皮外，請患者輕閉雙眼。5 分鐘後將試紙移開，測量試紙變色部分長度（包括刻痕內部）。期望值為 10 毫米／5 分鐘。若於測量前先使用局部麻醉劑進行測試，稱為淚液初步分泌測試，可以排除刺激物（淚液試紙）之反射淚液。

5. 淚液層穩定測試或淚液破裂時間（Tear BUT, TBUT）

TBUT 和非侵入性的破裂時間（NIBUT）是用來檢查淚膜穩

定性的方法。

⑴ 非侵入性 Tear BUT（淚液薄化時間 -TTT）──使用角膜弧度儀來測量（秒）：先將角膜弧度儀的目鏡聚焦，請患者輕輕且完全眨眼 3 次後，此時忍住不要眨眼，觀察患者未眨眼這段時間，角膜弧度儀內的圓圈影像變成模糊或變形或不明顯時所需花費的時間。一眼重複測量 3 次，記錄其平均值，並進行另一眼檢測。期望值爲 15-20 秒。

⑵ 侵入性的 Tear BUT──螢光染色劑：使用裂隙燈觀察，首先將放大倍率調至中低倍率（以可觀察整個角膜爲主），用寬條裂隙及藍光照明（適當的亮度），設置好後在患者眼睛染少許螢光染色劑（NaFl），並請患者眨眼幾次直至染色劑平均分布在角膜上，再請患者輕輕且完全的眨眼 3 次後，忍住不要眨眼，觀察淚液層在角膜破裂的時間（計秒），即當角膜上開始出現黑色線條或區域，或角膜上開始有黑色條紋出現。每眼重複 3 次並記錄其平均值再換另一眼測量，期望值爲 10-15 秒。

6. 眨眼頻率（次數／分鐘）

當患者在精神放鬆狀態如閱讀時且不知道你在測量他眨眼頻率的情況下，計算每分鐘眨眼次數並記錄下來，平均每分鐘眨眼約 8-15 次，每 4 秒眨眼一次。

注意患者眨眼時，眼瞼有無完全覆蓋角膜或只有覆蓋一部分（此觀察在裂隙燈下較容易完成）。

7. 淚河高度

⑴ 淚河與下眼瞼邊緣有關。

⑵上眼皮用來散布淚河的眼淚。

⑶眼皮的功能包括當眨眼時散布一層脂質層來覆蓋住眼表面的淚液。

⑷淚液層的厚度視淚液容積而定。

⑸正常的淚河高度為 0.1-0.3mm。

⑹淚河高 < 0.1mm 則稱為乾眼（Dry Eye）。

隱形眼鏡驗配及常規檢查建議評估步驟及方法

步驟	裂隙燈技巧／設置建議	放大倍率／光束亮度／光束位置／光束寬度
Step 1： 眼皮外觀評估	患者眼睛閉上	低倍率 6-10X 亮度低 角度 0 度或些微 光束全開
Step 2： 鼻側結膜	患者看向顳側	
Step 3： 顳側結膜	患者看向鼻側	
Step 4： 淚膜評估（質與量，淚河高度）	觀察眨眼及淚液品質	10X 亮度適中 角度約為 45 度 中等寬度
Step 5： 下方結膜（球結膜到輪部，瞼結膜及下方眼瞼）	眼往上看，使用姆指輕托住下眼皮	低倍率 6-10X 低到中亮度 角度 0 度或些微 中等寬度
Step 6： 上方結膜（球結膜到輪部，瞼結膜及下方眼瞼）	眼往下看，使用拇指輕托住上眼皮	

步驟	裂隙燈技巧／設置建議	放大倍率／光束亮度／光束位置／光束寬度
Step 7： 翻上眼皮及瞼結膜評估	用同一手的拇指和食指輕抓上眼皮睫毛，向下拉45度，另一手使用棉籤向下按壓眼瞼上部，同時輕輕拉動睫毛向外和向上，將眼皮拉起時請患者持續向下看，以減少不舒適感。使用寬條平行檢查後，將眼皮復位並輕輕按摩	10 X 低到中亮度 角度0度或些微 中等寬度
Step 8： 觀察角膜（使用雙手，一手在操作桿，另一手控制光照系統）	評估三部分 1. 聚焦於角膜中央，由顳側至鼻側檢查 2. 觀察角膜上部：眼睛下看 3. 觀察角膜下部：眼睛上看	中高放大倍率（10-16X） 中至高強度光線 寬條平行（1.5-2mm 寬） 隨後用光切片觀察 16X 光線強度高 角度45-60度 觀察角膜內皮使用鏡面反射照射法
Step 9： 虹膜與瞳孔	1. 觀察上下虹膜，觀察顏色、質地、位置 2. 觀察瞳孔形狀及是否完整 3. 觀察瞳孔對光有無反應	中高放大倍率（10-16X） 中至高強度光線 寬條平行（1.5-2mm 寬）
Step 10： 水晶體	聚焦於晶體中央，由鼻側檢查至顳側，若方法正確可以觀察到晶體 Y 字結構 使用鏡面反射法觀察水晶體表面類似橘皮紋路	中高放大倍率（10-16X） 中至高強度光線 寬條平行（2-3mm 寬）

步驟	裂隙燈技巧／設置建議	放大倍率／光束亮度／光束位置／光束寬度
Step 11：角膜結膜染色	測量 TBUT - 螢光色紙染色（NaFl），並使用藍色濾鏡及平行光束觀察角膜上綠色染色出現黑點或線條	中高放大倍率（16X）鈷藍光，強度強寬條平行（2-3mm），
	Lissamine green 染膜上退化細胞、死亡細胞和粘膜，使用白光觀察角膜及結膜之完整性	中高放大倍率（16X）白光寬條平行（2-3mm）
Step 12：其他淚液評估檢查	如 Phenol Red Thread Test, Schirmer Test, Tear Break Up Time (TBUT)	

三、記錄參考

　　單眼各別記錄，列出所評估之眼構造並詳加敘述，若有必要則搭配繪圖或照片協助記錄。

OD		OS
乾淨	眼瞼	乾淨
乾淨	睫毛	有殘留物
乾淨	結膜	下方有結石
小且不透明的物體在輪部 3 點鐘位置	角膜	乾淨
1/2：1	隅角	1/2：1
平坦	虹膜	平坦
乾淨	水晶體	零星混濁物

裂隙燈檢查記錄表

日期：

Working（檢查過程敘述）：

OD　　　　　　　　　　　　　　　　　　　OS

眼瞼／睫毛

結膜（球結膜／瞼結膜）

前房／前房隅角

角膜

虹膜

水晶體／玻璃體前部

瞳孔反應（直接／間接、視近反射）

淚液破裂時間／淚液品質

檢查者簽名：＿＿＿＿＿＿＿＿＿

淚液評估紀錄表

右眼		左眼
0 1 2 3	黏液層評估	0 1 2 3
有 / 無	黏液層小球蛋白	有 / 無
-2 -1 0 1 2	淚河品質	-2 -1 0 1 2
快 / 中 / 慢	淚液流動量	快 / 中 / 慢
＿＿＿＿mm	淚河高度	＿＿＿＿mm
1 2 3 4	脂質層	1 2 3 4
未施予麻醉劑：＿＿mm	淚液量評估 淚液試紙	未施予麻醉劑：＿＿mm
1. ＿＿＿＿秒 2. ＿＿＿＿秒 3. ＿＿＿＿秒 平均＿＿＿＿秒	非侵入性淚液破裂 時間 （角膜弧度儀）	1. ＿＿＿＿秒 2. ＿＿＿＿秒 3. ＿＿＿＿秒 平均＿＿＿＿秒
1. ＿＿＿＿秒 2. ＿＿＿＿秒 3. ＿＿＿＿秒 平均＿＿＿＿秒	侵入性淚液破裂時 間 （螢光染色評估）	1. ＿＿＿＿秒 2. ＿＿＿＿秒 3. ＿＿＿＿秒 平均＿＿＿＿秒

第6章　角膜弧度及地圖儀

　　角膜弧度儀（Keratometer）又稱爲 Opthalomometer，在 1851 年由 Helmholtz 研製，角膜屈率的測量是假設角膜前表面爲一個凸面鏡，當投射一固定大小的環形游標在角膜時，從角膜前表面反射出來的影像大小會改變；利用公式：$R = 2d\dfrac{I}{O}$（目標大小 (O) 和影像大小 (I) 與眼球間的距離 (d)）可計算出曲率半徑 (R)。

　　後來延伸出 Javal-Schiotz Principles 與 Bausch & Lomb principles 兩種不同的角膜弧度檢查型態。

　　本章節目的

1. 了解三種不同的角膜弧度儀及角膜弧度測量。
2. 學會使用角膜地形圖儀及分析測量結果。
3. 了解角膜地形圖所測量之不同角膜輪廓圖形所代表之臨床意義。
4. 角膜弧度與隱形眼鏡基弧曲率半徑（Base curve radius）之相關性。
5. 角膜弧度與屈光不正之散光的相關性。

壹、角膜弧度儀

一、Javal-Schiotz 角膜弧度儀

　　Javal-Schiotz Principles 是採用兩個影像紅色正方形與綠色階梯形狀設計，放置在一個圓週軌道上及可調整影像大小的旋鈕，並與眼睛保持固定距離檢查出角膜弧度。

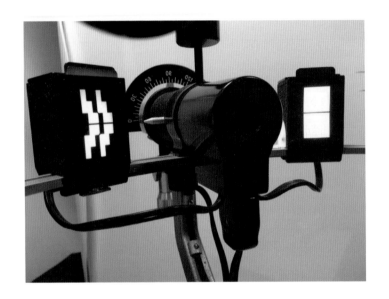

二、Bausch & Lomb 角膜弧度儀

　　Bausch & Lomb principles 的影像大小是固定的，利用兩個三棱鏡將影像分離，再利用垂直與水平兩個方向測出角膜弧度。

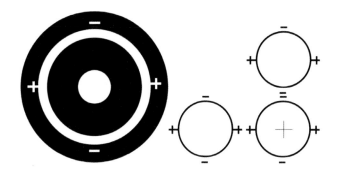

　　角膜弧度分為一般手動與電腦驗光機自動測量兩種類型。手動角膜弧度儀在檢查時可見到三個圓圈，只要其中一個圓圈線條變模糊或是不圓時即淚液破裂或角膜不平整（如圓錐角膜）。正常破裂時間為 12-15 秒，低於 10 秒者則有乾眼的可能性。電腦驗光機含自動測量的角膜弧度儀的優點是可快速檢查角膜弧度，但無法判斷淚液破裂時間跟實體觀察角膜狀態。

　　角膜弧度儀用於測量球型表面之曲率半徑、角膜形狀、角膜散光度數及評估其淚液品質，在隱形眼鏡驗配則用於測量角膜曲率半徑（即角膜弧度），亦可測量硬式隱形眼鏡曲率半徑。使用角膜弧度儀的好處包括測量原理單純，所得到的資訊重複性高，但測量的資料只局限在單一個環形游標上且一般的設計環形光標為 3mm，因此，無法顧及角膜正中央及周邊區域。

貳、角膜地圖儀

　　角膜地圖儀（Corneal topographer），採用 Placido disc、裂隙掃描成像及 Scheimpflug 等不同型態的投射系統、即時圖像監測系

統及電腦影像處理系統等組成；電腦將圖像數位化後，運用已設定的計算公式和程式進行分析後顯現出不同色彩的圖形與數位，以呈現出角膜的型態。角膜地形圖在臨床上有諸多應用價值：

1. 詳細了解角膜表面形態和屈光力的分布及變化。
2. 對以角膜地形圖變化為主的角膜病變做出早期診斷。
3. 隱形眼鏡的驗配和鏡片設計等。

一、Placido disc 成像系統

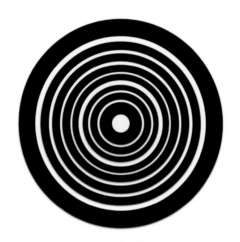

Placido disc

在內側使用對比明顯的同心圓環，當受檢眼注視圓盤中心時，利用在角膜上的反射影像，來測量角膜前表面形態。利用反射環之間的緊密度、疏鬆度或反射環之間的規則性來評估角膜的曲率以及形狀。

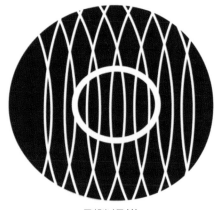

裂隙掃描

二、裂隙掃描成像系統

比較常見使用此方式的儀器為 Orbscan，它結合了 Placido disc 和裂隙掃瞄系統來進行眼睛前部的非侵入式檢查。透過攝像鏡頭利用多個互相垂直的裂隙擷取角膜上 Placido disc 影像，利用裂隙間的資料差距，經過演算後獲取角膜形態資料（角膜的前、後表面）及角膜厚度的分析。

三、Scheimplflug 成像系統

目前使用此成像系統的有 Pentacam 和 Galilei。利用旋轉的 Scheimplflug 相機與靜態相機獲取多張眼睛前部的照片。Scheimplflug 相機會圍繞著視軸的裂隙光源，從 0-180° 掃描角膜，每張照片都是特定角膜的圖像。而靜態照相機則被放置在中心，確認眼睛注視及檢查瞳孔輪廓，並同時監控眼球動態，利用動態與靜態相機測量眼球前半部各項參數，並針對角膜形態（角膜的前、後

表面）及角膜厚度的分析。

四、角膜地形圖各項參數

解讀檢查結果包括按級階顯示的角膜表面各點曲率圖、屈光度圖等類型，以及常規和分析軟體計算出來的各類參數，各角膜地形圖系統所顯示的內容或參數名稱大同小異，通常會包括以下參數：

1. 角膜表面非對稱指數（Surface Asymmetry Index, SAI）：相隔 180° 的 128 條子午線等距離對應點的屈光度差值的加權總和。圓錐角膜、角膜屈光手術後偏中心、角膜外傷等會使 SAI 值增高。

2. 角膜表面規則指數（Surface Regularity Index, SRI）：是對 256 條子午線上的角膜屈光度分布的評價，是指角膜表面光滑度，以三個相鄰環屈光度的不一致性計算，僅選擇中央 10 個環。角膜表面越規則，則 SRI 越小，完全光滑的表面，SRI 值為 0。SRI 值高說明角膜規則性差，可見於角膜外傷後、角膜移植術後等情況。

3. 潛視力（Potential Visual Acuity, PVA）：是指角膜的最好預測視力。它是根據角膜地形圖計算出來的預測視力，與 SAI 和 SRI 密切相關。

4. 類比角膜鏡讀數（Simulated Keratometry values, Sim K）：角膜中央區第 6、7、8 三環上最大與最小的兩條相互垂直子午線角膜曲率的平均值，同時標出所在軸向，包括最大角膜鏡讀數（Max K）和最小角膜鏡讀數（Min K），等同於角膜曲率計讀數。

5. 偏心率（Eccentricity, e 或 E 值）：正常角膜前表面是依扁橢圓形形成的非球面，即越往周邊越平坦，e 值就是角膜實際曲率與球形表面曲率的差異程度。

五、角膜地形圖圖形分析

角膜地形圖的分析需要先了解比例尺與不同原理所表現出的圖形，首先先介紹不同的比例尺，分爲正常比例尺（Normalized scale）與絕對比例尺（Absoulte scale）；圖形分爲軸向圖（Axial Power map）、切線圖（Tangential map）、屈光力圖（Refractive power map）、高度圖（Elevation map）及差異圖（Difference map）。要驗配隱形眼鏡前（尤其是特殊硬式隱形眼鏡）需先了解角膜地形圖在驗配的意義，下列分別介紹比例尺及比較常用的角膜地圖儀表示方法：

（一）正常比例尺

又稱相對比例尺（Relative scale），或適配色比例尺（Adaptative colour scale）。在每一個地形圖上的比例尺不同，這種比例尺較常用，從屈光力最強的暖色（紅色）至屈光力最弱的冷色（深藍）之間自動均勻分級，它的刻度變化是角膜上最高與最低曲率所組成，由於每個角膜曲率不同，所顯現出的顏色也會不同。由於每張正常比例尺圖上最大與最小級距不同，正常比例尺不能作爲前後期的角膜地圖儀的對比。正常的角膜最大與最小刻度差值在 10D 內，超過 10D 表示角膜可能有異常。

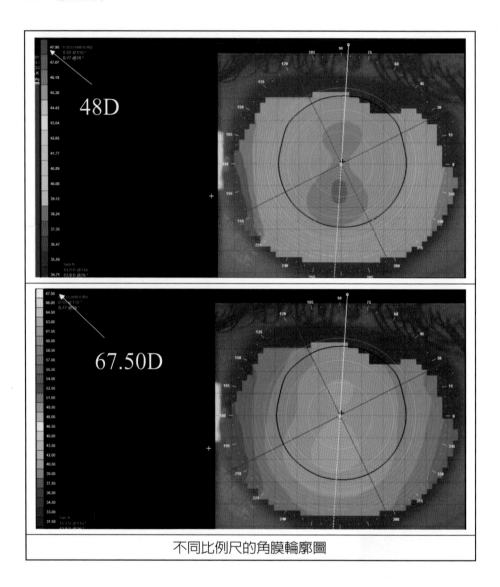

不同比例尺的角膜輪廓圖

（二）絕對比例尺

又稱標準比例尺（Standard scale），或國際標準比例尺
（International standard scale）。同一機型絕對比例尺最小與最大值

是固定的（例 10D - 90D），而每個刻度間距也是固定的（例一個間距為 1D），固定色彩，易於在同一個體前後檢查或不同個體之間進行對比；但此種表現方式由於刻度固定且範圍較大，正常的角膜用此種形式表現，無法明顯看出曲率上的變化，或是角膜上有微小變化時，也會因為刻度範圍過大而無法察覺。

　　上方正常比例尺與絕對比例尺為同一角膜，從上述兩個圖可得知，在正常比例尺圖上，最陡與最平的刻度相差約 14D，比例尺的刻度間距較小，顏色對比較為明顯，角膜的輪廓可被明顯描述出；而在絕對尺標上，最陡與最平的刻度相差 36D，比例尺刻度間距較大，顏色較為接近，角膜型態無法輕易做出判斷。

（三）軸向圖 / 失狀圖（Sagittal map）

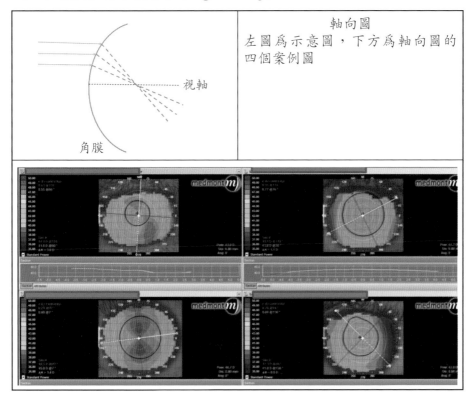

　　軸向圖描繪出角膜輪廓，爲了使每條經過角膜的光線能折射落在視軸上，所以需要多重的模糊計算，平均後得出，所以在圖像表現時顏色較爲平順。以角膜中心軸爲起點，測量角膜上各個方向的曲率。軸向圖用來判斷角膜散光度數、軸向及角膜散光分布範圍，比如範圍是集中在角膜中央或是輪部到輪部的角膜散光，或角膜散光是否爲規則散光。將游標點在角膜特定點上，即可得知此位置的屈光度；軸向圖可作爲選擇鏡片的基弧的依據。

（四）切線圖／即時圖（Instantaneous map）

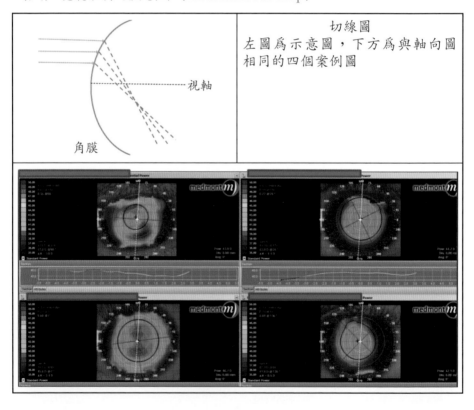

切線圖
左圖爲示意圖，下方爲與軸向圖相同的四個案例圖

　　切線圖可用來詳細描述角膜上的異常形狀、大小及位置，能眞

實呈現出角膜的狀況；由角膜上的每個點的瞬時半徑所形成的交匯點，交匯點不一定會在視軸上，因此曲率能更準確地測量，每個角膜上的點都是利用單獨計算的方式，呈現出的數值圖像可表現出角膜上細微形狀變化，使角膜異常位置對比更為強烈，切線圖適合用在判斷角膜上異常之處的細節變化，顏色會較多樣化，例如協助判斷圓錐角膜及配戴塑形鏡後角膜的改變。

　　藉由切線圖可將局部細節描述得更清楚的特性，可判斷若角膜頂尖偏位但周邊對稱時，配戴隱形眼鏡後位置會較正；而如果角膜頂尖偏位，角膜周邊不對稱，在配戴隱形眼鏡後，容易會有偏位的問題產生

（五）屈光力圖

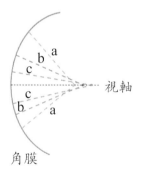

　　屈光力圖主要是提供了平行光透過角膜的形狀折射到瞳孔區的視覺質量，光經過折射後聚焦在視軸上，瞳孔邊緣內的屈光力更一致或均勻，能描述角膜前表面的折射光。主要優點是表現出角膜上任何要校正局部度數屈光變化。屈光力圖沒有提供角膜曲率或形狀，配戴隱形眼鏡時較少用到此圖形。

（六）高度圖

此模式可以想為海拔高度，暖色系為角膜較隆起，冷色系為角膜較低窪，可看出角膜失高，在角膜地圖儀上用一個平均角膜的曲率來作為高度的起算面，它可用來判斷配戴硬式隱形眼鏡時，角膜與硬式隱形眼鏡間的空隙。

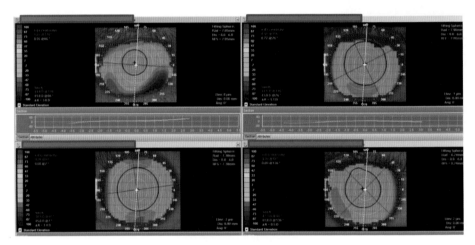

相同案例的高度圖

（七）差異圖

主要功用是作為角膜變化的對比，比如在配戴角膜塑形鏡或雷射手術後要了解原始的角膜與處置後的曲率變化，可使用軸向圖／差異圖；而如果是想要了解角膜塑型鏡在睡眠時鏡片與角膜的相對位置時，可使用切線圖／差異圖。

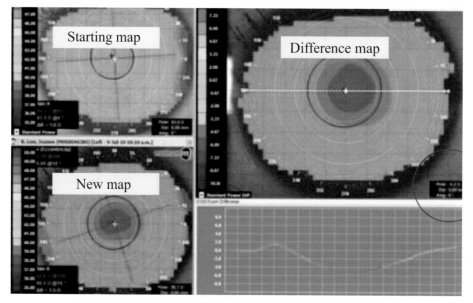

差異／軸線圖

六、常見的角膜形態

　　角膜為不對稱性的非球面形態，鼻側與顳側平緩程度會不同，角膜的不對稱性也可能影響隱形眼鏡配戴的定位。一般從角膜中央到周邊的曲率半徑逐漸增大，即屈光力逐漸減弱，角膜逐漸變平坦，在角膜緣處最扁平角膜高度變化也是從角膜中央到角膜緣逐漸降低，與角膜屈光力的變化基本相似。

　　從角膜地形圖上可以看出，正常角膜的角膜中央一般均較陡峭，向周邊則逐漸變扁平；一般可將正常角膜的角膜地形圖分為以下幾種：圓形、橢圓形、對稱或不對稱的領結型（或稱 8 字形）和不規則形。

分述如下：

1. 圓型（Round）：角膜屈光度分布均勻，從中央到周邊呈逐漸遞減性改變，近似球形。

2. 橢圓型（Oval）：角膜中央屈光度分布較均勻，但周邊部存在對稱性不均勻屈光力分布，近似橢圓形，表示有周邊部散光，但常規檢查不能發現。

3. 對稱領結型（Symmetric bow-tie）：角膜屈光度分布呈對稱領結形，提示存在對稱性角膜散光，領結所在子午線上的角膜屈光力最強（地形圖中為紅色）。

4. 非對稱領結型（Asymmetric bow-tie）：角膜屈光度分布呈非對稱領結形，提示存在非對稱性角膜散光，非對稱的領結軸度如相差 22 度以上顯示為角膜存在高風險的異常。

5. 不規則型（Irregular）：角膜屈光度分布不規則，提示角膜表面形狀欠佳，為不規則幾何圖形。在此類型中一部分是由於淚液膜異常或攝像時聚焦不準確，攝像時病人偏中心注視等現象造成，應加以注意。

對稱型角膜		
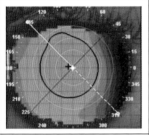	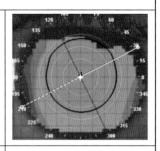	
圓形或橢圓型	大 8 對稱型	小 8 對稱型
非對稱形角膜		
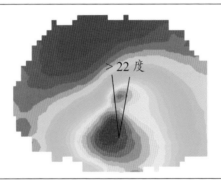		
角度大於 22 度		
不規則角膜		
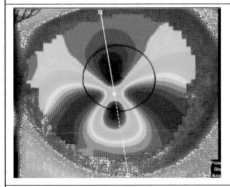	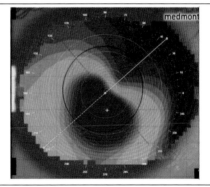	
螃蟹型	D 型	

參、臨床實作

一、角膜弧度觀察

（一）校正係數

1. 使用校正鋼球進行校正。

2. 決定所使用之測量單位（mm/D）。因兩者（mm 與 D）為反比關係，所以若使用 mm 而高估者，則 D 數值會偏低。

3. 記錄測量結果及參考之修正係數（Correction Factor）
   (1) 儀器使用：＿＿＿＿＿＿＿＿
   (2) 校正鋼球使用：＿＿＿＿＿＿單位＿＿＿＿＿＿
   (3) 角膜弧度儀數值：＿＿＿＿＿單位＿＿＿＿＿＿
   (4) 校正係數：＿＿＿＿＿＿＿（mm/D）over/under estimation

（二）角膜弧度測量

1. 調整下巴及額頭架，使患者的眼睛與角膜弧度儀眼角標記線成一直線。

2. 請患者張開雙眼，注視儀器內之影像（影像一般為患者眼睛的鏡像）。請患者盡量保持注視並減少移動，可正常眨眼。

3. 先測量右眼，左眼先以遮眼板遮住。

4. 確認患者角膜對齊角膜弧度儀上之眼睛標記線，使用操控桿調整儀器，直至角膜反射光圈（Mire's image）出現在患者角膜上。

5. 由接目鏡觀察儀器內之影像，微調儀器直到影像清楚對焦且

黑色十字（Reticle）對準在右下角圓圈的正中央，以確保測
量位置為角膜正中心，如下圖所示。

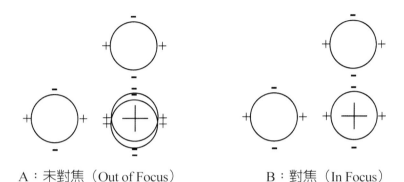

A：未對焦（Out of Focus）　　　　　B：對焦（In Focus）

6. 調整水平旋轉鈕（Horizontal knob），讓水平的「+」左右
   對齊，如下圖左。

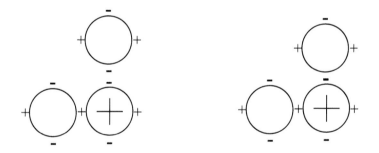

7. 調整垂直旋轉鈕（Vertical knob），讓垂直的「-」左右對齊，
   如上圖右。

8. 當出現「+」及「-」無法完全對齊則需調整軸度。若為規則
   性散光，則兩軸度相差 90 度，則只需調整一軸度即可。若
   不規則散光者，則需分開調整兩軸度並記錄之。

9. 觀察影像之完整度及角膜反射光之完整性。

10.記錄所測量之角膜曲率於下表，分別紀錄 D 及 mm 最接近
的數值（最小間距為 0.12D/0.01mm）。

11.計算角膜散光，使用負度數散光度數記錄方式。

角膜弧度儀記錄表

患者姓名：		日期：	
	度數 (mm)@ 軸度 / 度數 (mm)@ 軸度	角膜散光 (△ K) 度數 (D)X 軸度 e.g. -1.50X090	角膜反射圈品質
右眼（OD）			
1	/	X	
2	/	X	
3	/	X	
Average	/	X	
左眼（OS）			
1	/	X	
2	/	X	
3	/	X	
Average	/		

（三）角膜曲率半徑範圍延伸

1. 有些患者角膜曲率半徑超過角膜弧度儀之測量度數範圍，角膜過陡（> 52D）或過平（< 34D）可能會造成角膜弧度無法測量，因此可使用 +1.25D 或 -1.00D 來增加儀器工作範圍即可。

2. 在測量系統前加入正度數鏡片能使儀器工作距離改變，此種用於測量過陡之角膜，例如測量圓錐角膜（Keratoconic Corneas）患者。加入鏡片後，儀器需重新校正，並與先前校正數據相比較。

3. 在測量系統前加入負度數鏡片用於測量過平角膜，例如近視雷射手術術後（Post-Lasik）之患者。

步驟：

1. 將 +1.25DS 鏡片固定於模擬過陡（Steep）角膜之小鋼球前方，並測量其曲率半徑。

2. 將 -1.00DS 鏡片固定於模擬過平（Flap）角膜之大鋼球前方，並測量其曲率半徑。

3. 決定實際角膜曲率半徑，需考慮角膜弧度延伸轉換係數並與轉換表結果相比較。

結果記錄：

小鋼球（陡角膜）曲率：_____單位_____

大鋼球（平角膜）曲率：_____單位_____

　　使用下方角膜弧度儀延伸轉換表（Keratometer Extension Conversion Chart）所得之實際角膜曲率

小鋼球（陡角膜）曲率：_____單位_____

大鋼球（平角膜）曲率：_____單位_____

角膜弧度儀延伸轉換表（Keratometer Extension Conversion Chart）

使用 +1.25DS 增加角膜弧度儀工作距離				使用 -1.00DS 增加角膜弧度儀工作距離			
測量值	延伸值	測量值	延伸值	測量值	延伸值	測量值	延伸值
43.00D	50.13D	47.62D	55.53D	36.00D	30.87D	39.12D	33.55D
43.12D	50.28D	47.75D	55.67D	36.12D	30.98D	39.24D	33.66D
43.25D	50.42D	47.87D	55.82D	36.25D	31.09D	39.37D	33.77D
43.37D	50.57D	48.00D	55.93D	36.37D	31.20D	39.50D	33.88D
43.50D	50.72D	48.12D	56.11D	36.50D	31.30D	39.62	33.98D
43.62D	50.86D	48.25D	56.25D	36.62D	31.41D	39.75	34.09D
43.75D	51.01D	48.37D	56.40D	36.75D	31.51D	39.87	34.20D
43.87D	51.15D	48.50D	56.55D	36.87D	31.62D	40.00	34.30D
44.00D	51.30D	48.62D	56.69D	37.00D	31.73D	40.12D	34.41D
44.12D	51.44D	48.75D	56.84D	37.12D	31.84D	40.25D	34.52D
44.25D	51.59D	48.87D	56.98D	37.25D	31.95D	40.37D	34.63D
44.37D	51.74D	49.00D	57.13D	37.37D	32.05D	40.50D	34.73D
44.50D	51.88D	49.12D	57.27D	37.50D	32.16D	40.62D	34.84D
44.62D	52.03D	49.25D	57.42D	37.62D	32.27D	40.75D	34.95D
44.75D	52.17D	49.37D	57.57D	37.75D	32.37D	40.87D	35.05D
44.87D	52.32D	49.50D	57.71D	37.87D	32.48D	41.00D	35.16D
45.00D	52.46D	49.62D	57.86D	38.00D	32.59D	41.12D	35.27D
45.12D	52.61D	49.75D	58.00D	38.12D	32.70D	41.25D	35.38D
45.25D	52.76D	49.87D	58.15D	38.25D	32.80D	41.37D	35.48D
45.37D	52.90D	50.00D	58.30D	38.37D	32.91D	41.50D	35.59D
45.50D	53.05D	50.12D	58.44D	38.50D	33.02D	41.62D	35.70D
45.62D	53.19D	50.25D	58.59D	38.62D	33.13D	41.75D	35.81D
45.75D	53.34D	50.37D	58.73D	38.75D	33.23D	41.87D	35.91D
45.87D	53.49D	50.50D	58.88D	38.87D	33.34D	42.00D	36.02D
46.00D	53.63D	50.62D	59.02D	39.00D	33.45D		
46.12D	53.78D	50.75D	59.17D				
46.25D	53.92D	50.87D	59.31D				
46.37D	54.07D	51.00D	59.46D				
46.50D	54.21D	51.12D	59.61D				
46.62D	54.36D	51.25D	59.75D				
46.75D	54.51D	51.37D	59.90D				
46.87D	54.65D	51.50D	60.04D				
47.00D	54.80D	51.62D	60.19D				
47.12D	54.94D	51.75D	60.33D				
47.25D	55.09D	51.87D	60.48D				
47.37D	55.23D	52.00D	60.63D				
47.50D	55.38D						

（四）角膜地圖儀

各廠牌之角膜弧度儀皆有些許不同，以下舉例之角膜地圖儀為使用電腦系統分析角膜輪廓，是經由一系列黑白環投射到角膜上並記錄影像。此影像經由電腦軟體分析角膜輪廓等數據（例如E 值，K 值等）並繪製彩色地形圖。角膜地圖儀在初期圓錐角膜（Keratoconus）、其他角膜相關疾病或因配戴隱形眼鏡所造成之角膜損傷判斷上有很大的幫助。

1. 選擇患者資料夾。
2. 選擇角膜地形圖拍照圖示。
3. 確認患者舒適的在角膜地圖儀前方，若患者眼睛比較深邃則輕微轉動患者的頭部，以防在檢查時儀器撞到患者鼻子。測量右眼時請患者頭微轉左側（反之亦然）。
4. 請患者注視角膜地圖儀內部注視燈，且需注意睫毛未遮蓋到角膜。
5. 將十字線對準角膜中心軸環（Central Corneal Axial Ring）。
6. 將儀器往患者方向移動對焦，當對焦清楚後，會自動拍攝影像。
7. 經由地圖形狀及角膜弧度數值選出最清楚之影像進行分析，移動滑鼠至瞳孔輪廓中心十字以取得角膜中心弧度數值（K reading）。
8. 儲存影像，並重複測量至少兩次，並將結果平均並記錄。
9. 記錄患者之中央模擬角膜弧度（Simulated keratometry, Sim K's）。
10. 在列印出來的報告中有展示不同角膜地圖影像及選項，請找出 Sim'K 值。

11.注意 Axial Power、Tangential Power、Axial Curvature 及
Tangential Curvature 不同角膜地圖表示方式之差異。

12.注意各表示方式色階差異。

（五）角膜弧度度數（Diopter）與公釐（Millimeter）轉換

使用角膜弧度儀測量患者的角膜弧度

1. 患者角膜弧度數據：

OD：＿＿＿＿＿＿／＿＿＿＿＿＿＠＿＿＿＿＿＿（mm/D）

＿＿＿＿＿＿／＿＿＿＿＿＿＠＿＿＿＿＿＿（mm/D）

＿＿＿＿＿＿／＿＿＿＿＿＿＠＿＿＿＿＿＿（mm/D）

OS：＿＿＿＿＿＿／＿＿＿＿＿＿＠＿＿＿＿＿＿（mm/D）

＿＿＿＿＿＿／＿＿＿＿＿＿＠＿＿＿＿＿＿（mm/D）

＿＿＿＿＿＿／＿＿＿＿＿＿＠＿＿＿＿＿＿（mm/D）

2. 患者屈光不正度數：

OD：＿＿＿＿＿＿＿＿＿＿＿＿＿＿＿

OS：＿＿＿＿＿＿＿＿＿＿＿＿＿＿＿

3. 晶體散光：

OD：＿＿＿＿＿＿＿＿＿＿＿＿＿＿＿

OS：＿＿＿＿＿＿＿＿＿＿＿＿＿＿＿

Diopter Conversion Table - Diopters Converted in Millimeters															
D	mm	D	mm	D	mm	D	mm	D	mm	D	mm	D	mm	D	mm
20.00	16.88	36.00	9.38	39.00	8.65	42.00	8.04	45.00	7.50	48.00	7.03	51.00	6.62	54.00	6.25
22.00	15.34	36.12	9.34	39.12	8.63	42.12	8.01	45.12	7.48	48.12	7.01	51.12	6.60	54.12	6.24
24.00	14.06	36.25	9.31	39.25	8.60	42.25	7.99	45.25	7.46	48.25	6.99	51.25	6.59	54.25	6.22
26.00	12.98	36.37	9.28	39.37	8.57	42.37	7.97	45.37	7.44	48.37	6.98	51.37	6.57	54.37	6.21
27.00	12.50	36.50	9.25	39.50	8.54	42.50	7.94	45.50	7.42	48.50	6.96	51.50	6.55	54.50	6.19
28.00	12.05	36.62	9.22	39.62	8.52	42.62	7.92	45.62	7.40	48.62	6.94	51.62	6.54	54.62	6.18
29.00	11.64	36.75	9.18	39.75	8.49	42.75	7.89	45.75	7.38	48.75	6.92	51.75	6.52	54.75	6.16
29.50	11.44	36.87	9.15	39.87	8.47	42.87	7.87	45.87	7.36	48.87	6.91	51.87	6.51	54.87	6.15
30.00	11.25	37.00	9.12	40.00	8.44	43.00	7.85	46.00	7.34	49.00	6.89	52.00	6.49	55.00	6.14
30.50	11.07	37.12	9.09	40.12	8.41	43.12	7.83	46.12	7.32	49.12	6.87	52.12	6.48	55.12	6.12
31.00	10.89	37.25	9.06	40.25	8.39	43.25	7.80	46.25	7.30	49.25	6.85	52.25	6.46	55.25	6.11
31.50	10.71	37.37	9.03	40.37	8.36	43.37	7.78	46.37	7.28	49.37	6.84	52.37	6.44	55.37	6.10
32.00	10.55	37.50	9.00	40.50	8.33	43.50	7.76	46.50	7.26	49.50	6.82	52.50	6.43	55.50	6.08
32.50	10.39	37.62	8.97	40.62	8.31	43.62	7.74	46.62	7.24	49.62	6.80	52.62	6.41	55.62	6.07
33.00	10.23	37.75	8.94	40.75	8.28	43.75	7.71	46.75	7.22	49.75	6.78	52.75	6.40	55.75	6.05
33.50	10.08	37.87	8.91	40.87	8.26	43.87	7.69	46.87	7.20	49.87	6.77	52.87	6.38	55.87	6.04
34.00	9.93	38.00	8.88	41.00	8.23	44.00	7.67	47.00	7.18	50.00	6.75	53.00	6.37	56.00	6.03
34.25	9.85	38.12	8.85	41.12	8.21	44.12	7.65	47.12	7.16	50.12	6.73	53.12	6.35	56.50	5.97
34.50	9.76	38.25	8.82	41.25	8.18	44.25	7.63	47.25	7.14	50.25	6.72	53.25	6.34	57.00	5.92
34.75	9.71	38.37	8.80	41.37	8.16	44.37	7.61	47.37	7.12	50.37	6.70	53.37	6.32	57.50	5.87
35.00	9.64	38.50	8.77	41.50	8.13	44.50	7.58	47.50	7.11	50.50	6.68	53.50	6.31	58.00	5.82
35.25	9.57	38.62	8.74	41.62	8.11	44.62	7.56	47.62	7.09	50.62	6.67	53.62	6.29	58.50	5.77
35.50	9.51	38.75	8.71	41.75	8.08	44.75	7.54	47.75	7.07	50.75	6.65	53.75	6.28	59.00	5.72
35.75	9.44	38.87	8.68	41.87	8.06	44.87	7.52	47.87	7.05	50.87	6.64	53.87	6.27	60.00	5.63

第7章　驗配前諮詢與評估

壹、問診與病史

1. 姓名、生日、性別、隱形眼鏡細節。
2. 視覺情形：遠及近。
3. 配戴動機：運動、不想戴眼鏡、露營等。
4. 隱形眼鏡喜好：一般使用、變色或放大片、近視控制等。
5. 配戴時間：每天配戴、部分時間配戴、不常使用。
6. 隱形眼鏡知識由誰得知？朋友／家人。
7. 目前眼睛情況：發紅、乾、有灼熱感。
8. 過去眼睛病史
   ⑴ 屈光病史。
   ⑵ 眼睛健康史（疾病、手術等等）。
   ⑶ 之前戴隱形眼鏡的經驗。
   ⑷ 何時，多久時間以前。
   ⑸ 鏡片種類／戴的時間／保養方法。
   ⑹ 現在是否有配戴。
   ⑺ 沒繼續戴的原因。
   ⑻ 之前配戴的問題和情況。
9. 患者病史
   ⑴ 主要的疾病／情況。

⑵最近的健康狀況。

10.用藥情形。

11.家人眼病史及用藥史。

12.過敏。

13.職業。

14.視覺需求、嗜好。

15.習慣性用眼處方。

16.目前隱形眼鏡使用狀況

　⑴配戴鏡片名稱或類型。

　⑵最後一次配戴時間。

　⑶配戴計畫：一天幾小時、一週配戴天數。

　⑷鏡片更換時間。

　⑸該鏡片滿意度（視覺品質、舒適度、護理方式）。

　⑹鏡片護理及使用的護理產品。

17.與隱形眼鏡驗配有關的指標問題

　⑴有無以下症狀

- 乾眼。
- 眼充血。
- 眼睛過於濕潤、癢、畏光、流淚不止。
- 眼皮／睫毛有分泌物（例如：眼分泌物）。

　⑵頻率、持續時間、清潔、刺激因子、測量結果。

貳、臨床評估

1. 慣用視力。
2. 自覺式驗光。
3. 角膜弧度儀測量包括反射圈品質及角膜散光計算。
4. 雙眼視覺檢查。
5. 眼部特徵：瞳孔大小（亮暗環境）、角膜直徑、眼裂寬度、眼瞼鬆緊度及眼皮位置、眨眼型態及速率。
6. 眼前段裂隙燈檢查：由前往後有系統地檢查眼睛結構
   (1) 眼瞼及睫毛。
   (2) 球結膜。
   (3) 淚河高度。
   (4) 角膜（寬條平行及光切片）。
   (5) 前房及虹膜。
   (6) 淚液：質、量、黏度、淚液破裂時間。
   (7) 角膜及結膜染色：可使用 Wratten No12 濾片增強鈷藍光於螢光染色觀察。
   (8) 其餘評估乾眼方法：
      - Lissamine green 染色：搭配白光。
      - 孟加拉紅染色：染色角膜表面黏液蛋白及失去活性的細胞。
      - 酚紅棉線：正常值：>10mm/15sec。
      - 淚液測試試紙：>15mm、5-15mm、<5mm/5 分鐘。
   (9) 染色分級：
      大多數眼睛分級分為 0-4 級。

0＝正常　1＝輕微　2＝輕度　3＝中度　4＝嚴重

使用分級有助於描述、記錄及解釋所觀察到的結果，還可協助觀察者與後續追蹤者對照是否狀況隨時間有所變化。

隱形眼鏡配戴前評估

姓名：	
日期	檢查者
病史：	習慣眼鏡處方：

初始視力：

屈光度數	最佳矯正視力	頂點距離／眼睛度數
OD		
OS		
角膜弧度測量	角膜散光	
OD		
OS		
（反射圈品質）		

其他檢查：

瞳孔大小　　　　角膜直徑　　　　　眼裂寬度　　　　眼皮鬆緊度

眼瞼／睫毛

結膜（球結膜／瞼結膜）

前房／前房隅角

角膜

虹膜

水晶體／玻璃體前部

瞳孔反應（直接／間接、視近反射）

淚液破裂時間／淚液品質

第8章　軟式隱形眼鏡

軟式隱形眼鏡（Soft contact lens, SCL）驗配之最基本需求為配戴在眼睛上是舒適的、提供良好的視力且不會造成眼睛上的生理傷害。因此，鏡片設計必須符合角膜及鞏膜輪廓與大小，且鏡片不會造成不適。

目前市面上最常見的隱形眼鏡型態為拋棄式（1、14、30天），拋棄式隱形眼鏡較為乾淨方便、併發症發生率比「傳統式」來得低且護理程序較不複雜。季拋（3 或 4 個月）、年拋／傳統式鏡片製作方式大多為車削法，因此可做特殊要求的隱形鏡片參數（如直徑、基弧、BVP 和／或材料的要求），這些鏡片一開始驗配花費可能較高，若以一年攤提花費可能較低，但年拋／傳統式鏡片需另外使用去除蛋白質藥水等又提高其花費。

本章節目的

1. 熟悉各種不同的軟式隱形眼鏡，包括一般與 FDA 的分類。

2. 了解軟式隱形眼鏡保養基本原則。

3. 了解如何安全地戴上及移除隱形眼鏡。

4. 了解如何移除在鏡片底下之異物，以改善其舒適度。

壹、軟式隱形眼鏡材質

一、水膠隱形眼鏡材質

軟式隱形眼鏡主要材質研發於聚甲基丙烯酸乙酯（Polyhydroxy ethylmethacrylate, pHEMA），含水量為 38%，是 PMMA 加上氫基（-OH）形成的聚合物，氫基為親水性，其功用為與水結合，甲基丙烯酸酯（Methacrylate, MA）為提供鏡片穩定性。當 HEMA 與其他單體結合，含水量可以增加到 55-70%，材質極為穩定，當溫度、張力或酸鹼值改變對含水量的影響也不高，且可提供很好的濕潤性。二甲基丙烯酸乙二醇酯（Ethylene glycol dimethacrylate, EGDMA）可增加鏡片尺寸的穩定性，但會使含水量下降及降低韌性。隨著科技及材料的進步，開始有其他材料來取代或與 HEMA 結合，提高水膠鏡片的品質。

HEMA 與 N- 乙烯基吡咯烷酮（N-vinyl pyrrolidone, NVP）可增加含水量，因此增加氧傳遞，成為中及高含水量之材料（甚至可高達 90%），且通常會使鏡片具有離子性，但與 NVP 結合後，pHEMA 失去了原本的光滑感，變成相當於橡膠的型態且水蒸發速率提高。此類聚合物對溫度相對敏感，參數會隨著溫度不同而有所變化，戴在眼中時隱形眼鏡參數可能會有所改變，因此鏡片的穩定性及舒適度是要關注的問題，Hefilcon A 屬於此聚合物製作的鏡片材料。

NVP 與甲基丙烯酸甲酯（Methyl methacrylate, MMA）也是很好的組合，MMA 對於多數隱形眼鏡從業者相對熟悉，因為它是硬式隱形眼鏡 PMMA 的製作材料，使用 MMA 會降低含水量或增加鏡片硬度或韌性提供良好的光學品質，且 MMA 是惰性材質因此非

常穩定，但無法提高透氧度。當 NVP 與 MMA 成共聚物時可製作出 60-85% 含水量的隱形眼鏡，Lidofilcon 就是它們的產物。

　　甲基丙烯酸（Methacrylic acid, MAA）是另一種親水性單體，當加入軟式隱形眼鏡聚合物製劑時，會產生離子性（帶負電荷）的鏡片，使得鏡片吸收更多的水，MAA 的量越高含水量就會越高，在 HEMA 中加入 1.5-2.5% 的 MAA 就可以使鏡片材質達到中含水量（50-60%）且透氧率也明顯增加。但 MAA 會使得鏡片對於張力改變非常敏感，因此在低滲透壓溶液中鏡片會膨脹，在高滲透壓溶液中鏡片會收縮，此外，它對 pH 值也相當敏感，若浸泡在使鏡片 pH 值下降的溶液中，鏡片會變得不太會膨脹、鏡片表面容易有蛋白質沉積及鏡片在熱消毒的時候尺寸不穩定，Methafilcon、Ocufilcon、Etafilcon 即爲 MAA 與 HEMA 結合而成的。

　　甲基丙烯酸酯（Glyceryl meth acrylate, GMA）單體含有 2 個氫基，比 HEMA 更爲親水，可使鏡片濕潤性且抗沉積能力提升，但爲含水量低及 Dk 低之材質。這種單體以兩種主要形式用於隱形眼鏡材料中，第一種方法爲使用 GMA 與 MMA 結合製造出的鏡片含水量在 30-42% 之間，比 pHEMA 更堅固，例如 crofilcon 就是用此材料製作出來的；第二種方法爲使用 GMA 與 HEMA 結合，產生出高含水且非離子鏡片，含水量約可達 70%，這種鏡片宣稱其脫水速率低及快速達到水合狀態，即具良好的水平衡比例，此外，這種材料相對抗沉積似乎對 pH 6-10 內的變化較不敏感，Hioxifilcon A, B, D 就是用此材料製作。

　　由 HEMA、NVP 及 MAA 聚合物製作的鏡片 perfilcon A 含水量可高達 71%，1981 年 FDA 通過可連續配戴過夜 30 天的鏡片 Hydrocurve II 就是這三者聚合而成的，聚乙烯醇（Polyvinyl

alcohol, PVA）是非常親水的材質，可以增加鏡片的含水量及 Dk
值，生物相容性高且具抗沉積能力，也可以增加鏡片的硬度及韌性
且光學品質佳，亦爲十分穩定之材質。

材質	優點	缺點
pHEMA	材質親水 濕潤性、延展性佳 材質柔軟	低透氧
EGDMA	鏡片穩定性高	低透氧
NVP	具離子性 材質親水性良好 提高濕潤性 對水吸附能力高	對酸鹼值敏感
MMA	增加硬度 光學品質佳 穩定性高	不透氧
MAA	具離子性 材質親水性良好	對酸鹼值敏感
GMA	濕潤性高 抗沉積能力高	含水量低 低透氧
PVA	抗沉積 親水性高 吸附水能力高	難以製作

二、矽水膠鏡片材質

　　矽水膠（Silicone hydrogel, SiHy）鏡片材質爲較後期研發的隱
形眼鏡材質，即水膠材質與矽結合成爲矽水膠鏡片。第一個以矽
爲基礎的鏡片爲 MMA 搭配矽，亦是 RGP 鏡片的基礎，將 MMA

的性能與增加透氧的矽結合。另一個成功結合的材質為 MMA 加矽酮丙烯酸酯（Silicone acrylate, SA），通常稱為三甲基甲矽烷氧基矽烷（Trimethylsiloxy silane, TRIS），為目前 RGP 鏡片材料基礎。Balafilcon A 含水量 36%，中心透氧度在 –3.00D 鏡片為 110 Barrer/cm，此材質為另一種矽化合物 TPVC 與 NVP 聚合而成的材料。Lotrafilcon A 的含水量為 24%，中心透氧度在 –3.00D 鏡片 175 Barrer/cm，為 TRIS 與二甲基丙烯醯胺（Dimethyl acrylamide, DMA）共聚的單體，含矽的聚合物能讓氧通過而水則能讓鏡片移動。矽水膠材質的鏡片矽孔洞多，透氧但不易保濕，目前已開發將矽結合聚合物增加保溼度，此鏡片高透氧、含水量低。但因含水量較低所以鏡片較硬、濕潤度不好而影響配戴舒適度，易形成乾點，並容易附著脂質沉積物。

貳、軟式隱形眼鏡基本設計

透過了解隱形眼鏡鏡片的相關參數及性能來辨識各種鏡片相似及不同之處。

一、球面與非球面設計

球面設計鏡片	通常為兩個弧度（光學區及周圍鞏膜曲率），多數鏡片光學區約為 8.0mm 左右以避免夜間眩光。
後表面為非球面設計	光學區外的區域弧度逐漸變平，弧度變平的比率每家製造商不同，能夠更服貼角膜。
前表面為非球面設計	可以控制像差，給予更好的光學品質。

二、離子性與含水量

1.離子性（Ionic）與非離子性（Non-ionic）

鏡片添加 MA 會使鏡片具有離子性，即帶負電荷。離子使鏡片變得比較濕潤但會容易吸附蛋白質，而非離子性鏡片相較則比較乾淨。

2.含水量（Water content）

一般市面上軟式隱形眼鏡含水量可大略分成低、中、高三種。而美國 FDA 對於隱形眼鏡含水量僅分類爲高與低二種。

⑴低含水量：38% 以下，例如 Hydron Zero 6（傳統鏡片）、Night & Day 矽水膠鏡片含水量 24%、Purevision 矽水膠含水量 36%。

⑵中含水量：55-60%，例如 ACUVUE、methafilcon、ocufilcon 等材質。

⑶高含水量：60% 以上，Proclear、Soflens 66（Omafilcon, alphafilcon）。

低含水量鏡片較不易變質、脂質沉積低、製造相對容易、保濕性高、護理產品大多數可互用，但 Dk 值（Oxygen permeability，透氧係數或透氧性）較低、彈性較差。高含水量鏡片 Dk 值高、鏡片彈性較好、鏡片變形恢復較快，但鏡片本身比較脆弱、延展性低、製作困難、易有脂質沉積，若鏡片厚度太薄則容易破裂。

軟式水膠隱形眼鏡通常含水量增加，Dk 值就會增加，因爲材質中的氫鍵使得鏡片具親水性，含水量高的鏡片較柔軟、配戴舒適，但也會使得鏡片厚度受影響、易碎、水分容易蒸發及鏡片容易

有沉積物，此外高含水鏡片折射率較低含水鏡片低。但矽水膠鏡片例外，因為矽屬於疏水性材質，使得鏡片含水量低但透氧高，矽越多含水量會下降，透氧度會提高。

透氧係數（Dk）及含水量的關係（矽水膠除外）

38% 水＝HEMA＝低 Dk（～9）現在認為低於角膜需求量。

55% 水＝HEMA 共聚物＝中 Dk（～18）現在認為能夠滿足角膜需求。

75% 水＝Dk36，在矽水膠材質出現前的最高透氧係數極限。

目前矽水膠材質 Dk/t 大部分從 85 起。

三、美國 FDA 之軟式隱形眼鏡分類

美國 FDA 將水膠材質的軟式隱形眼鏡分為四類，此分類能使我們了解各種隱形眼鏡鏡片狀況，主要將鏡片材質分為低及高含水量（Low vs High Water Content），非離子性（Non-ionic）與離子性（Ionic）。

美國 FDA 隱形眼鏡分類		
I	低含水，非離子性	low water <50% water , non-ionic polymers
II	高含水，非離子性	high water >50% water , non-ionic polymers
III	低含水，離子性	low water >50% water , ionic polymers
IV	高含水，離子性	high water >50% water , ionic polymers

美國 FDA 水膠隱形眼鏡材質分類			
Group 1	Group 2	Group 3	Group 4
(low water <50% water, non-ionic polymers)	(high water >50% water, non-ionic polymers)	(low water >50% water, ionic polymers)	(high water >50% water, ionic polymers)
acofilcon B (49%)	acofilcon A (58%)	bufilcon A (45%)	bufilcon A (55%)
crofilcon (39%)	alphafilcon A (66%)	deltafilcon A (43%)	epsifilcon A (60%)
dimefilcon A (36%)	altraficon A (65%)	droxifilcon A (47%)	etafilcon A (58%)
hefilcon A & B (45%)	hefilcon C (57%)	ocufilcon A (44%)	focofilcon A (55%)
hioxifilcon B (49%)	hilafilcon B (59%)	phenfilcon A (38%)	methafilcon A, B (55%)
isofilcon (36%)	hioxifilcon A (59%)		ocufilcon B (53%)
mafilcon (33%)	hioxifilcon D (54%)		ocufilcon C (55%)
polymacon (38%)	lidofilcon B (79%)		ocufilcon D (55%)
tefilcon (38%)	lidofilcon A (70%)		ocufilcon E (65%)
tetrafilcon A (43%)	nelfilcon A (69%)		ocufilcon F (60%)
	nescofilcon A (78%)		perfilcon A (71%)
	netrafilcon A (65%)		phemfilcon A (55%)
	ofilcon A (74%)		tetrafilcon B (58%)
	omafilcon A (59%)		vifilcon A (55%)
	scafilcon A (71%)		
	surfilcon A (74%)		
	vasurfilcon A (74%)		
	xylofilcon A (67%)		

美國 FDA 矽水膠隱形眼鏡材質分類		
balafilcon A (36%)	3	(low water >50% water , ionic polymers)
comfilcon A (48%)	1	(low water <50% water , nonionic polymers)
efrofilcon A (74%)	2	(high water >50% water , nonionic polymers)
enfilcon (46%)	1	
galyfilcon A (47%)	1	(low water <50% water , nonionic polymers)
lotrafilcon A (24%)	1	(low water <50% water , nonionic polymers)
lotrafilcon B (33%)	1	(low water <50% water , nonionic polymers)
narafilcon B (48%)	1	(low water <50% water , nonionic polymers)

四、氧與隱形眼鏡

　　已有很多技術可以評估氧穿過隱形眼鏡的能力，但各方式皆具有一點局限，這些測量包括臨床常用的透氧性（Dk）、等效氧百分比（Equivalent oxygen percentage, EOP）、氧流量（Oxygen flux）及耗氧量（Oxygen consumption）。

　　等效氧百分比：測量於配戴隱形眼鏡之角膜，在配戴鏡片後測量角膜需氧量，透過比較測量資料及校正曲線得知，實際測量在鏡片及角膜之間淚液中的氧氣含量，也就是戴著隱形眼鏡時氧氣到達角膜的量，最大值約為 21%。此測量方式不同於 Dk 或 Dk/t，為實際配戴後測量。

　　氧流量：在一定時間內氧到達角膜表面區域的體積，用於量化氧傳送的量，氧流量到達角膜 (J) 及 Dk/t 之間的關係遵循 Fick 定律。

$$\text{Fick 定律}：J = \frac{Dk}{t} \times (P_1 - P_0)$$

其中 P_1 及 P_0 分別爲鏡片前表面及後表面之氧氣壓力，P_1 張眼時約等於 159mmHg，閉眼時約爲 59mmHg，但是用 Fick 定律需知道鏡片與角膜介面的氧濃度，解決這個問題的方法爲使用 EOP 來作爲 P_0 數值。

耗氧量：在特定條件下角膜代謝所消耗氧的量。

擴散係數 (D) 及溶解係數 (k) 形成鏡片固有的透氧率性能，但每家廠商測量方法不同，因此實際 Dk 值應由製造商經測量後提供。在臨床上鏡片傳氧性（Oxygen transmissibility, Dk/t）更爲重要，傳氧率需考慮鏡片厚度，測量值爲單位 $X10^{-9}$（cm/s）（mlO2/ml x mm Hg）。當配戴水膠隱形眼鏡時，維持正常角膜功能主要取決於有足夠的氧氣擴散通過鏡片材質，此鏡片的傳氧性 (Dk/t) 與鏡片的透氧性 (Dk) 成正比，與鏡片厚度 (t) 成反比。

當角膜戴上隱形眼鏡若無法達到 10% 的 EOP（Dk/t 爲 24），角膜就可能會達到缺氧的狀態並發生一連串的生理變化。而氧流量的評估則爲一段時間內，氧氣到達角膜表面區域的體積，由於角膜本身無血管，角膜的氧主要來自於大氣中的氧氣（大氣中的氧氣約爲 20.9%）、房水及輪部血管取得的氧氣量較少，角膜的組織使用氧的速率不同，上皮細胞代謝氧的速率比基質快約 10 倍，低傳氧率可能會造成上皮微囊、內皮細胞多形化、角膜酸鹼值、角膜水腫。因此，隱形眼鏡配戴時氧氣進入角膜的量是個重要的議題。

但要多少氧氣才能預防角膜水腫，1984 年 Holden 和 Mertz 發現日戴型隱形眼鏡（Daily wear, DW）爲 9.9%（Dk/t = 24×10^{-9}），

持續配戴型鏡片（Extended wear, EW）為 17.9%（Dk/t = 87×10^{-9}）來預防角膜 4% 水腫，Dk/t：34×10^{-9} 來預防角膜超過 7% 水腫。Harvitt 和 Bonanno 發現在張眼（DW）及閉眼（EW）情況下時，Dk/t 至少要達到 35 及 125 來預防整個角膜發生水腫，而 Papas 發現要避免角膜輪部血管增生進入角膜則 Dk/t 需要達到 125。Morgan 和 Efron 指出日戴型軟式隱形眼鏡中央及周邊區域之 Dk/t 需有 20 及 33 來預防水腫。Dk/t 及 EOP 成正比，Dk/t 增加使得 EOP 小量增加，直至 EOP 達到 20.9%。

Dk/t 分級	Dk/t 範圍	人眼 EOP 範圍
低 Dk/t	<12	<6%
中 Dk/t	12-25	6-11%
高 Dk/t	26-50	11-15%
Super Dk/t	51-80	15-18%
Hyper Dk/t	>80	>18%

Benjamin WJ and Karkkainen TR. Hydrogel hypoxia: where we've been, where we're going. Contact Lens Spectrum. 1996;11 (Suppl): s6-11.

Dk/t	
>150	EOP 逐漸從 20.9% 往回降
125	預防輪部血管進入角膜（Papas）及因持續配戴型隱形眼鏡造成角膜水腫（Harvitt 和 Bonanno）
87	避免因持續配戴型隱形眼鏡造成角膜水腫（Holden 和 Mertz）
35	避免因日戴型隱形眼鏡造成整個角膜缺氧（Harvitt 和 Bonanno）
34	避免持續配戴型隱形眼鏡造成 8% 角膜水腫
33	避免因日戴型隱形眼鏡造成角膜周邊水腫（Morgan 和 Efron）
24	避免因日戴型隱形眼鏡造成角膜水腫（Holden 和 Mertz）
20	避免因日戴型隱形眼鏡造成角膜中央水腫（Morgan 和 Efron）
0	PMMA

五、彈性模數、潤滑度及濕潤性

除了透氧的問題外，鏡片的舒適度也是受關注的議題，其考慮方向包括彈性模數（Modulus of elasticity）、潤滑度（Lubricity）及濕潤性（Wettability）。

1.彈性模數

即鏡片的柔軟度。彈性模數是測量材料在壓力下抗變形的能力，實際上模數越高其鏡片材料越硬，可以更好地保持它們的形狀，更容易處理及提供較好的視力品質，然而模數愈低，鏡片愈柔軟、異物感越低但容易變形。過去很少討論模數，因爲中含水量及低 Dk 值的鏡片模數相似，但因矽水膠鏡片的出現，才有顯著差異。許多矽水膠鏡片模數比水膠材質來得高。

2.潤滑度

即鏡片材質抗摩擦的能力，也是摩擦的倒數。當摩擦力低時，則潤滑度高，在脫水狀態的水膠鏡片表面不太光滑，當加入或浸泡在黏性低的溶液中，流體會改善鏡片的潤滑度並減少眼瞼與鏡片表面的摩擦，因此保持鏡片表面濕潤的能力會影響鏡片的潤滑度。

3.濕潤性

在隱形眼鏡領域中常見的術語，用於液體吸附在鏡片表面的能力，也就是鏡片的親水能力，軟式隱形眼鏡表面濕潤性是很重要的，有助於提高舒適度及避免眨眼時摩擦眼瞼內表面造成乳凸狀結膜炎。濕潤性高的表面可以穩定淚膜，提高舒適性、視力穩定及抗沉積，添加 PVP 或 PVA 可以增加鏡片的濕潤性，濕潤性可以在體外測量鏡片材質的濕潤角（Contact angle, CA 或 Wetting angle），

或戴上鏡片測量鏡片前時間的淚液破裂時間。濕潤角越小則隱形眼鏡濕潤性越大。濕潤角 > 90° 為拒水性，< 90° 為親水性。

六、中心厚度

鏡片的中心厚度越薄，氧傳遞就會越容易且越多，但鏡片太薄難以製作且容易破裂。因眼瞼與鏡片相互作用較多，厚鏡片比薄鏡片有更多的移動，薄鏡片及邊緣薄的鏡片，與眼瞼相互作用較少與角膜較服貼，因此滑動少。鏡片厚度測量通常以 -3.00D 為測量基準，平均約為 0.04-0.08mm。

鏡片材質特性整理如下表：

鏡片所需特性	理想鏡片材質	最重要的理想特性	軟式隱形眼鏡最重要的特性
透氧性	提供足夠的氧需求	透氧性	透氧性
濕潤性	潤濕	長可時間配戴	含水量
光學特性 耐熱性	光學穩定均勻 光耗損極小	耐擦傷及良好的光學性能	折射率
尺寸穩定性 硬度	尺寸穩定	硬度 - 翹曲	彈性
生物相容性 - 舒適		靈活性 - 舒適、符合角膜	
耐用性	耐用 - 好處理	耐用性 - 承受處理	耐用性
抗沉積	抗腐敗 據生理惰性	抗沉積 - 視覺佳、舒適	抗沉積 環境敏感性 離子性
容易製作 花費低	容易製造 維持並具有最佳品質表面 維護需求低		

參、軟式隱形眼鏡製作方式

常見的軟式隱形眼鏡製作方式包括：旋轉成形（Spin cast）、車削（Lathe cut）、鑄模成形（Cast mould）或結合上述程序製作而成。每家製造廠商皆有許多不同的程序及技術，以下僅提供簡要概述。所有的隱形眼鏡製造方法從材料配製開始，在此步驟加入所需的原料並將鏡片聚合成棒狀、鈕扣狀或片狀。

一、車削法

車削法用於製作 PMMA、RGP 及許多軟式隱形眼鏡。這種方式將乾硬圓柱狀原料車削切成所需鏡片，此步驟可以客製化決定所要的前及後表面基弧，甚至第二曲率及邊弧皆可自行決定。車削好的鏡片取出後，再經拋光來提升光學品質及邊緣平滑。若製作軟式隱形眼鏡，眼鏡接下來會進行水合程序，將車削出來的鏡片泡在溶液中使鏡片能吸收水分，使硬材質轉化成柔軟有彈性的鏡片，並依據乾的鏡片尺寸計算完全水合後鏡片尺寸，接著進入提取，將未聚合的化學藥劑或材料移除。若鏡片需要染色則通常在此階段完成後進行。接著執行鏡片品質檢查以確保鏡片的品質，隨後將鏡片放入鏡片托盤並放入溫度約 121-124° 高壓滅菌器中至少 20 分鐘消滅微生物及孢子，以確保包裝的無菌性。車削法適合製作低量、客製化鏡片用或長戴式隱形眼鏡用。

二、旋轉成形法

　　旋轉成形法是第一個軟式隱形眼鏡所使用的方法，將製作成鏡片的液體材質注入旋轉模型中，最後鏡片形狀及度數是由溫度、重力、離心力、表面張力、模具中液體的量及旋轉的速度所組合。旋轉速度比較慢會產生比較平的後表面曲率，速度快會產生較陡的曲率。前表面鏡片曲率決定於模具的曲率，後表面則由上述因素所決定。在旋轉適當的時間後，鏡片材質會再進行熱或紫外線處理使鏡片固化，接下來水合、染色、消毒等程序與車削法相似。旋轉成形法製作鏡片費用低廉且鏡片可重複生產，具有薄且舒服的鏡片邊緣，但此製作方法可能會造成鏡片戴上後有偏心的問題，通常偏顳側或顳側上方位置。

三、鑄模成形法

　　鑄模成形法做鏡片重現性高，在大量製作下是最省錢的方法，許多拋棄式鏡片及定期更換鏡片皆使用此方法。首先製作鏡片模具，每個不同的設計（度數、基弧及直徑）會使用不同的主模具，接著每個金屬主模具會再製造出數以千計的塑膠模具來製作鏡片，並將液狀材質注入半個模具凹槽內，再拿另外半個模具夾緊照射紫外光使鏡片固化之後將鏡片從模具中取出，接著進行水合程序。此方法能夠製作出品質穩定、便宜、重現性高的鏡片。

肆、基本軟式隱形眼鏡驗配

軟式隱形眼鏡驗配成功的三個主要目標：良好的視力、良好的舒適性與良好且健康的眼睛狀態。為達到這三個主要目標，有些因素在驗配過程中需要考慮：

1. 患者一天配戴時間及需求（部分時間、整天、配戴過夜）。
2. 隱形眼鏡參數可用性。
3. 鏡片設計與眼睛之間的關係。
4. 鏡片材質特性，例如含水量（Water content）、鏡片厚度及度數、透氧性（Oxygen permeability）等。
5. 眼睛狀態及鏡片間的影響，例如淚液品質、pH 值、溫度及眨眼頻率。
6. 外部環境對鏡片的影響，例如空調（濕度）、高度（含氧量）、職業（有毒氣體）。

為了維持角膜的完整性，需要驗配適合的隱形眼鏡讓足夠的氧能穿透材質及使鏡片滑動讓淚液進行交換，配戴軟式隱形眼鏡可透過以下方法增加氧的供應：

1. 增加鏡片含水量。
2. 降低鏡片厚度（可能會受屈光度限制）。
3. 換成 Dk 值較高的鏡片材料（例如矽水膠具有較高的 Dk 值）

其他在驗配時也需要考慮：

1. 表面沉積物：通常高含水量鏡片（Group II, Group IV）容易有沉積物。
2. 增加鏡片移動可增加淚液循環。

3. 過多的鏡片移動會增加鏡片存在感，甚至導致患者不適。

4. 鏡片的移動與舒適度需取得平衡。

本節目的：

1. 考慮患者屈光度數、角膜弧度及眼睛參數測量後選擇適當的鏡片。

2. 了解軟式隱形眼鏡驗配準則。

3. 能夠使用動態及靜態評估鏡片配戴情形。

一、配戴軟式隱形眼鏡者的選擇

有良好的淚液品質、球面屈光不正且低散光度數、低晶體散光、無法適應硬式鏡片、配戴硬式鏡片會有 3-9 點鐘染色及配戴者動機高。

若配戴者患有眼前段感染及疾病、衛生習慣差、缺乏動機、慢性過敏及使用抗組織胺藥物、自體免疫疾病、不規則散光、做過放射狀角膜切開術（Radial Keratotomy, RK）手術者、在乾燥環境工作、有巨大乳突狀結膜炎者則不建議使用。

二、選擇初始鏡片

（一）基弧準則來選擇初始鏡片

基弧為鏡片後表面的弧度，運用所測量出來的角膜弧度作為參考基準。一般非客製化鏡片僅有 1-2 種弧度選擇，然而比較硬或厚的鏡片材質（矽水膠）設計則需要更精準的驗配。一般依基弧準則來選擇初始鏡片的常用方式如下：

1. 基弧 BC 較平的 K 值 + 0.8mm 或 較平的 K 值 ×1.1
2. 確認角膜弧度爲陡、一般或平的角膜

平的角膜 <41.00D (> 8.20mm) 約 8.9mm	一般平均角膜 41.00D-44.00D (8.2-7.5) 約 8.6mm	陡的角膜 > 45.00D (< 7.50mm) 約 8.3mm

3. 患者眼皮較緊，可能需使用較陡基弧 BC。

（二）選擇鏡片直徑準則

　　直徑包括整體鏡片直徑及光學區直徑。光學區直徑爲鏡片矯正度數之位置，通常光學區直徑約爲 8mm，需要比夜間瞳孔放大時更大以避免夜間視力差及眩光等問題，總鏡片直徑需超過輪部 1-1.5mm，鏡片直徑比 HVID 大 2.0-2.5 mm，一般人的 HVID 爲 11-12mm。鏡片的直徑驗配參數建議爲：

1. 鏡片直徑 = HVID + 2mm
2. 常見的鏡片直徑爲 13.8-14.5 mm

（三）決定鏡片後頂點度數

　　眼鏡度數需轉換頂點距離，並計算成等值球面度數（Spherical equivalent, SE），換算公式：

$$(F_{CL}) = \frac{眼鏡度數(F_{SP})}{(1 - 頂點距離(d) \times 眼鏡度數(F_{SP}))} = \frac{F_{SP}}{(1 - dF_{SP})}$$

以上準則皆可能影響鏡片材質的選擇，但仍需考慮氧的需求、更換

時間及整體鏡片材質與患者眼表面及淚液的生物與化學相容性。詳細頂點距離換算內容請參閱頂點距離章節。

（四）軟式隱形眼鏡選擇工作表練習

右眼	測量內容	左眼
	角膜弧度數據（K reading）	
	基弧（Base Curve）選擇	
	有無眼瞼影響	
	眼裂寬（Palpebral Aperture, PA）	
	角膜直徑（Corneal Diameter）	
	鏡片直徑（TD）選擇	
	屈光度數	
	最終軟式隱形眼鏡處方	

三、驗配流程及評估

（一）驗配評估準則

1. 戴上鏡片。
2. 適應鏡片。評估鏡片配戴需要至少等 5-10 分鐘適應時間，若爲新戴鏡片者最好 10-15 鐘適應時間。
3. 評估戴上隱形眼鏡後的視力及戴鏡驗光（若視力低於 20/30 最好使用檢影鏡測量。
4. 鏡片配適評估。

（二）評估戴鏡視力

若需要戴鏡驗光（Over-refraction），注意患者的戴鏡度數可能爲正的，因此在調整鏡片度數時不要太快速並給予一些時間讓眼睛放鬆。若度數需要大幅度改變則使用綜合驗光儀測量，最後確認雙眼平衡。

（三）配戴評估（照明方法及放大倍率）

1. 裂隙燈檢查前需注意沒有太多眼睛刺激的反射淚液，在患者不舒服感最低下進行評估。
2. 使用中等寬條平行搭配漫射白光，角度約爲 45°。
3. 10X-16X 放大倍率。
4. 爲了能更精確地評估移動量及覆蓋情形，可考慮降低寬條平行 1-2mm 高度及寬度進行評估。
5. 在評估表面品質時可增加照明強度。

鏡片的配適評估基本包括：

1. 角膜包覆（Coverage）：角膜需完全被鏡片包覆，各方向鏡片需超過角膜約 1mm。

2. 鏡片位置／中心定位（Centration）：鏡片有無在正中心，可直接記錄位置及偏位的量或使用笛卡爾座標（Cartesian corrdinates）方式畫出來（如下圖），若鏡片中心定位不佳，可能會出現角膜周邊出現機械性壓迫，也可能會出現視力不穩定等問題。

3. 看正前方時鏡片移動（Movement）：觀察配戴者直視前方眨眼時，鏡片有無完全覆蓋角膜及眨眼後鏡片滑動的量，並記錄下來，建議移動量：傳統式 0.5-0.75mm，拋棄式 0.25-0.75mm。

4. 上看評估（移動、延遲量）：評估眼睛往上看鏡片由上往下滑的量及速度，以及上看眨眼時鏡片有無快速回到角膜中心，記錄之，上看眨眼移動量約為 1-1.5mm，上看鏡片下滑量約 1 -2 mm。

5. 往側邊看時（延遲量、再定位）：眼睛往鼻側及顳側看時，鏡片應快速移動至角膜中心，觀察有無平行移動及移動量和速度，側邊延遲量約 0.5mm。

6. 上推測試（鏡片鬆緊度）：將指腹靠在下眼皮上輕推鏡片，觀察鏡片的滑動量及速度，100% 表示鏡片被黏住太緊推不動。0% 表示鏡片從角膜會直接從鏡片上滑下來非常鬆。50% 為最理想狀態，40-60% 表示可接受。

7. 表面及邊緣品質：觀察鏡片是否有破損、裂痕或缺角等，臨床常用的評估方法：⑴ 上推測試；⑵ 眨眼後移動；⑶ 看側

邊時的延遲量；⑷上看延遲量；⑸舒適度及中心定位。

8. 理想的鏡片配戴時，鏡片需完全覆蓋服貼角膜，且超過輪部 1mm，但不壓迫結膜血管，邊緣無翹起。以防配戴不適，眨眼後及看各方向時鏡片依然完全覆蓋角膜，且鏡片定位接近中心，眨眼後滑動量約為 0.5mm，鏡片需有一定滑動量，能讓淚液進行交換，氧足夠傳遞，使角膜新陳代謝的產物分泌排出，且鏡片要乾淨。

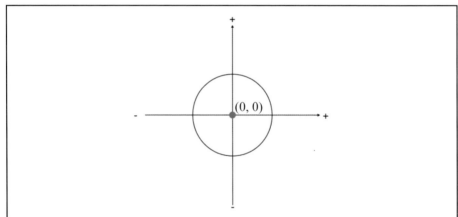

鏡片位置在瞳孔正中心時，表示在正位，記錄 (0, 0)，括號內第一個數字為水平方向，第二個數字為垂直方向

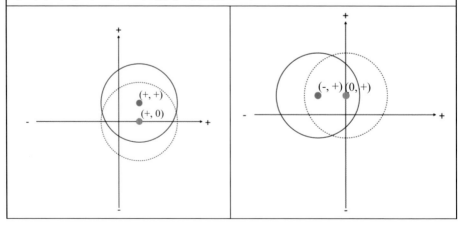

在觀察時，當鏡片偏向觀察者的右方，則記錄 (+, 0)，當鏡片偏向觀察者的右上方，則記錄數值為正號及偏移的量(+, +)，例如 (+0.5, +0.5)	在觀察時，當鏡片偏向觀察者的上方方，則記錄 (0, +)，當鏡片偏向觀察者的左上方，則記錄 (-, +)，例如 (-0.5, +0.5)
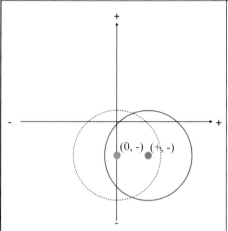	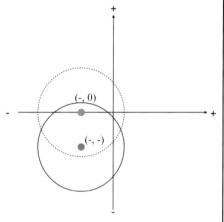
在觀察時，當鏡片偏向觀察者的下方，則記錄 (0, -)，當鏡片偏向觀察者的右下方，則記錄 (+, -)，例如 (+0.5, -0.5)	在觀察時，當鏡片偏向觀察者的左方，則記錄 (-, 0)，當鏡片偏向觀察者的左下方，則記錄 (-, -)，例如 (-0.5, -0.5)

　　當熟悉鏡片配適所要觀察的重點後，即能發展出有系統的軟式隱形眼鏡評估方法。在評估鏡片時，請患者眨眼三次，以觀察鏡片在角膜上的整體情形，再開始檢查其他特定部分。

　　隱形眼鏡驗配有時不容易觀察出過平、太緊或甚至完美配適，記得使用多個驗配特徵來決定該鏡片是否可接受。

驗配特點	方法	理想配適	可接受配適	不可接受配適
包覆（Coverage）	觀察是否整個角膜皆被鏡片覆蓋及眨眼時鏡片移動時是否有角膜暴露出來	360° 全角膜皆覆蓋	最少超過角膜 0.75 mm，且無不舒服的感覺	無法完全覆蓋角膜
中心（Centration）	評估鏡片是否中心定位良好並超過輪部（上、下、鼻、顳側）皆需注意	覆蓋角膜 約 1-2mm	輕微偏心，但仍有覆蓋角膜 0.75mm	過度偏心且有不穩定視力，角膜暴露到鏡片外
移動（Movemont）直視 1° gaze）	每次眨眼時鏡片垂直移動的量（角膜鼻側、顳側及 6 點鐘位置）	0.25-0.75mm	高 Dk 約 0.25mm 或低度數 >0.75mm，且舒適度佳	低於 0.2mm 或因角膜暴露導致超過 1.0mm
上看（up gaze）	評估當患者看上及垂直移動量時鏡片垂直移動量	1.0mm	多於 1mm 少於 1.5mm	過度移動
表面及邊緣品質（Surface and edge quality）	使用寬矮條平行白光觀察記得觀察區域包括被上下眼皮覆蓋的部分	乾淨、角膜表面/淚液品質佳	可辨識鏡片記號	流淚、裂痕、表面沉積物（脂類、蛋白質等）

驗配特點	方法	理想配適	可接受配適	不可接受配適
往側邊看時鏡片延遲量（Lens Lag lateral gaze）	觀察往左右看時鏡片是否有任何平移	可看到鏡片延遲及再定位	充足／輕微延遲，但再定位慢	結膜拖動或過度延遲
直視時鏡片延遲量	將下眼皮撐開時鏡片有無移動	最小鏡片位置改變	輕微鏡片延遲或下滑（0.5mm）	鏡片過度滑落（>1.0mm）
上推測試（% 鬆緊度）（Movement on push up test（% tightness）	直視時利用下眼皮邊緣往上推動鏡片並評估上推力適復位及鏡片下滑復位的速率	<40%　輕推即可復位	40-60%　需稍微出力，但復位平順	>60%　很難推動鏡片，且復位慢
檢影鏡片射光品質（Quality of retinoscopy reflex）	能客觀發現是否需要戴驗鏡光（Over-Refraction）及觀察鏡片與眼系統光學品質情形			
角膜弧度儀角膜光圈品質（Quality of keratometry mires）	透過反射光圈情形來觀察角膜表面品質，且透過光圈圈觀察鏡片大陸或太平，若光圈出現模糊／清楚（眨眼）／模糊，則為過快配適，反之光圈顯示為清楚／眨眼後模糊／清楚，則為過平配適			

四、建議評估流程

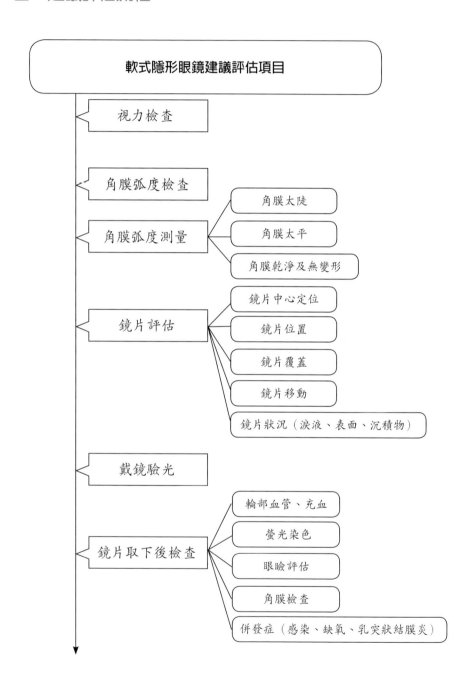

隱形驗鏡驗配記錄表

姓名：_____　　日期：_____

評估項目	右眼	左眼
角膜弧度	___/___@___ (mm/D) ___/___@___ (mm/D) Flat K : _____	___/___@___ (mm/D) ___/___@___ (mm/D) Flat K : _____
HVID	_____ mm	_____ mm
試鏡片	度數 _____ D BOZR _____ mm 含水量 _____ 鏡片厚度 _____ mm 鏡片直徑 _____ mm	度數 _____ D BOZR _____ mm 含水量 _____ 鏡片厚度 _____ mm 鏡片直徑 _____ mm
鏡片配戴評估		
中心定位	水平 (+/-) _____ mm 垂直 (+/-) _____ mm	水平 (+/-) _____ mm 垂直 (+/-) _____ mm
角膜覆蓋	□完整　□部分	□完整　□部分
眨眼位移量	直視 _____ mm 上看 _____ mm	直視 _____ mm 上看 _____ mm
上看延遲量	_____ mm	_____ mm
側邊（水平）延遲量	_____ mm	_____ mm
鏡片鬆緊度（上推測試）	_____ %	_____ %
配戴總評估	□鬆　□緊　□理想 □拒絕　□接受	□鬆　□緊　□理想 □拒絕　□接受
需改進項目		
戴鏡驗光（OR）	_____ DS　VA _____	_____ DS　VA _____

隱形眼鏡驗配

← 試鏡片參數 →

視力

戴鏡驗光（OR）& 視力

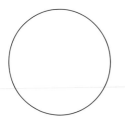

隱形眼鏡配適評估

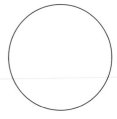

意見與修正

最終隱形眼鏡處方

隱形眼鏡名字／BOZR／鏡片直徑／後頂點度數（BVP）

伍、軟式散光隱形眼鏡驗配

　　散光矯正可用硬式球面高透氧隱形眼鏡（RGP），這種鏡片能矯正角膜散光（Corneal astigmatism）但無法矯正晶體散光鏡片（Lenticular astigmatism），但硬式鏡片的缺點是舒適性較低、配戴時間必須非常固定、某些患者的鏡片中定位有困難，且有時常發生 3 點和 9 點鐘的角膜染色問題。厚的球面軟式隱形眼鏡（約 0.15mm）能矯正低度散光但還是殘留大部分的角膜散光（85%），而且增加鏡片的厚度或者使用較高模數（Modulus）材質的鏡片還需注意鏡片透氧問題。非球面水膠隱形眼鏡在低度散光的情況下，即使散光仍然未矯正但非球面設計的鏡片能降低鏡片及眼睛系統的球面像差，其視覺表現會比配戴球面鏡片更好。

　　若上述隱形眼鏡皆無法達到所期望的效果時，則可考慮使用軟式散光隱形眼鏡。因此，軟式散光隱形眼鏡常用於：配戴者有屈光性散光、角膜散光患者配戴軟式球面隱形眼鏡無法有效地提升視力、使用 RGP 依然會造成殘餘散光、配戴 RGP 不適應等。一般而言，若散光超過 0.75D 則矯正的需求就會提高，若未矯正則會影響配戴者的視覺品質，尤其散光比球面屈光不正對視覺的影響更大。若配戴者為斜散，即使僅有 0.50D 散光度數未矯正，其視覺品質亦會有很大的影響。由於軟式隱形眼鏡眼鏡會服貼角膜表面，因此沒有淚液可以中和度數，也無法中和角膜散光，散光超過 0.75D 就可能需要使用散光鏡片矯正，其中逆散使用軟式散光隱形眼鏡矯正效果最佳。

　　軟式散光鏡片有兩種：後表面散光或前表面散光，兩者皆用於矯正屈光散光。後散光設計鏡片比前表面更容易讓鏡片在散光的

角膜上穩定，鏡片穩定方法包括稜鏡垂重法、水平垂重上下削薄法及其他特殊穩定設計。最常見的拋棄式隱形眼鏡度數爲 -0.75D、-1.25D、-1.75D 及 -2.25D，且散光軸度通常爲 10 度一跳。由於大部分的散光患者散光皆小於 2.50D，因此通常庫存都到 2.50D 散光。目前軟式散光隱形眼鏡以日拋、雙週拋、月拋及季拋等可供選擇，散光軸度每 10 度爲一區間選擇，而客製化鏡片則有很大範圍的參數可以挑選，包括高球面及散光度數。

本節目的：

1. 了解何時驗配散光鏡片。

2. 選擇適當的散光試鏡片。

3. 能夠從裂隙燈下辨識製造商在鏡片上所標示的記號。

4. 了解鏡片旋轉的意義及如何處理。

一、驗配流程及評估

（一）選擇初始鏡片

1. 決定眼睛度數。

2. 決定理想的鏡片基弧：

    K+0.8mm

    K+10%   三種方法皆可，依照個人習慣選擇。

    K×1.1

3. 考慮 HVID 以決定最佳直徑。

4. 選擇散光設計。

5. 選擇最接近 BVP 鏡片進行試戴：散光度數和軸度都應盡量接近預期的最終鏡片參數。

（二）散光隱形眼鏡驗配方式

1. 主要有三種：散光軟式隱形眼鏡試鏡片、特殊球面試鏡片（散光設計）、經驗法則決定處方（Empirical prescribing）。

   ⑴散光試鏡片：使用的試鏡片有散光度數及軸度，所選擇的試鏡片盡量要使用配戴者未來要配戴的鏡片廠牌及系列進行配戴，此試戴評估狀況及鏡片表現的特徵才會與實際使用相同。試鏡片度數及軸度盡量選擇最接近配戴者的眼屈光狀態而不需要再戴鏡驗光。若配戴者試戴的視力不佳，可進行最佳球面度數測量，使用此方法驗配為最可靠。

   ⑵特殊球面試鏡片（較少使用）：鏡片有辨別鏡片轉動的刻度，但沒有加散光度數及軸度，優點是能夠讓檢查者評估試鏡片的定位（Orientation），試鏡片是依據 BOZR 來選擇，再經由戴鏡驗光來決定球面及散光度數及軸度。

   ⑶憑經驗下處方：即沒有試鏡片配戴，鏡片下單是根據屈光度數（Refractive error）及其他眼睛參數的計算，此方法最不建議使用。

2. 患者眼瞼的位置、眼瞼的上下傾斜度和瞼裂的大小都會影響到鏡片的方向性和穩定性。因此，將鏡片放入眼睛並給予足夠時間使鏡片穩定，需考慮：

   ⑴散光鏡片需要更長時間來穩定。

   ⑵鏡片放在手指上可能會往較重的方向傾斜，因此在戴上鏡片時需注意滑落。

3. 評估鏡片配適情形需特別注意：（軟式散光鏡片基本評估請

參考軟式球面鏡片）

(1)鏡片旋轉（不同於球面隱形眼鏡）：鏡片在製作時就會加上參考的標記，因此可用於評估鏡片在眼中旋轉的程度，此標記只是個參考點──不是代表散光軸！

(2)鏡片旋轉角度：可使用裂隙燈進行測量。

(3)旋轉方向：顳側／耳側，順時針／逆時針，左邊／右邊。

(4)旋轉穩定性：好／差──眨眼時鏡片是否轉動或不動。

(5)鏡片有無完整覆蓋角膜。

(6)中心定位情形。

(7)鏡片移動情形。

(8)眼睛移動時鏡片延遲狀況。

(9)將鏡片配適情形記錄下來。

二、鏡片刻度標示及鏡片旋轉

每家製造商在鏡片標示形狀及位置皆不相同，常見的參考記號一般在鏡片的 3 和 9 點鐘或 6 點鐘方向。鏡片標示刻度僅用來參考鏡片有無旋轉及旋轉的方向與程度，可利用裂隙燈觀察或計算的方式來確認鏡片旋轉。

下圖爲常見的鏡片標示方式

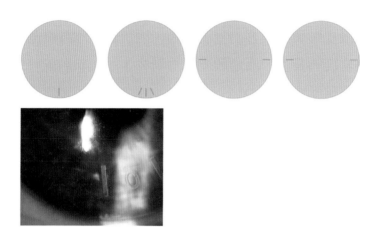

三、觀察旋轉的方向及旋轉的量

　　可運用裂隙燈寬條平行或光切片的寬度對準鏡片刻度，注意需將光柱對準刻度正中央。當燈光旋轉時在照明系統有刻度標示，利用此標示找出旋轉的量，亦可使用試鏡架（Trial frame）上的眼鏡散光刻度或裂隙燈接目鏡上計數線的刻度來判別。通常裂隙燈接目鏡僅有一邊有刻度，可直接將鏡片刻度與接目鏡上的刻度對準，此方法亦爲準確及直接的方式。但並非所有散光隱形眼鏡刻度皆爲 6 點鐘方向，因此鏡片的旋轉較常使用裂隙燈光束來觀察評估。建議驗配時的試戴鏡片與患者最後要配戴的鏡片相同系列，因此，在這試戴片標示刻度旋轉的量將會接近最終鏡片置於該配戴者眼上時散光軸度亦會偏轉一樣的量。

　　由於眨眼及淚液流動的方向導致鏡片通常會向鼻側旋轉 5-10°，右眼爲逆時針方向，左眼爲順時針方向，鏡片及眼瞼鬆緊

亦會影響鏡片旋轉，當眼瞼越鬆，眨眼時鏡片轉越多，鏡片越緊眨
眼時鏡片轉動越少。鏡片厚薄度也會影響鏡片轉動，例如薄鏡片容
易乾，且眼皮影響少，容易吸著角膜，因此比較不會轉動。而斜散
光的人通常旋轉最多，而逆散光鏡片最少，因此斜散光軸的患者通
常較不容易驗配成功

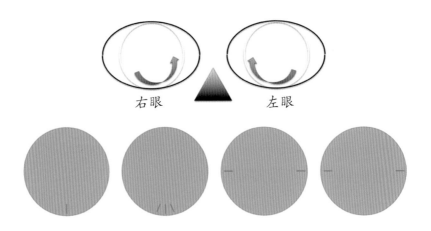

　　若原本鏡片刻度位置如上圖所示，但配戴者戴上鏡片評估刻
度時，鏡片沒有轉動則刻度位置不會改變。當鏡片在眼睛上轉動
了，可能出現下圖情形，因為鏡片轉動了，所以散光軸不在對的位
置上，這時就需要修改鏡片軸度，讓新鏡片戴上後矯正軸度在正確
位置上。

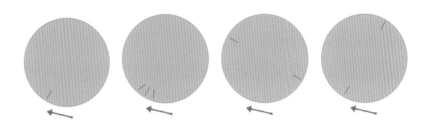

　　舉例來說，當配戴者度數為 -1.00/-1.25x020 配戴一樣度數的試鏡片，您使用裂隙燈觀察後，發現鏡片順時針旋轉了 30 度，此時配戴者的散光軸跑掉了，而鏡片的矯正處方變成 -1.00/-1.25x170。為了能讓散光軸度在 020，此時試鏡片度數應該修該為 -1.00/-1.25x050，再重新戴上修改後的試鏡片，一樣旋轉了 30 度，就會剛好適合此配戴者的軸度了。

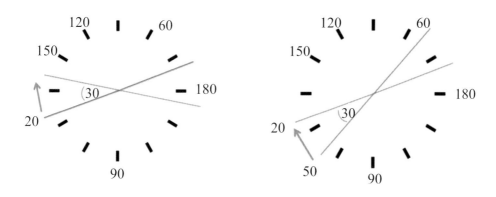

　　現在您已經能夠判斷鏡片在眼睛旋轉的方向以及旋轉的量，這些改變需要在最終的隱形眼鏡處方中獲得補償，切記補償的基準始終為眼鏡的散光軸度。以下提供兩個快速修改的方法：

1. 順加逆減：若鏡片為順時針旋轉，此時在決定最終隱形眼鏡處方度數時，增加所旋轉的角度到散光軸度上，若為逆時針旋轉，在最終處方的散光軸減掉所旋轉的角度。

2. LARS（左加右減）：當鏡片觀察刻度在您（觀察者）的左邊，將配戴者的散光軸度加上所偏轉的角度，若鏡片刻度在您的右邊，則將配戴者的散光軸度減掉所偏轉的角度。

　　另外，若所試戴的鏡片球面及散光度數是符合配戴者的，可以手動旋轉鏡片，讓參考刻度在 6 點鐘方向並快速檢查視力，能夠有

助於確定該鏡片若修改後視力狀態。當試戴鏡片的標示線與預期位置相差 10 度以內，便可以評估視力，驗配成功的關鍵在於評估每次眨眼之間和所有注視眼位的旋轉穩定性及鏡片定位速度（Speed of orientation）。

四、軟式及軟式散光隱形眼鏡配戴評估

良好配戴	鏡片完全覆蓋角膜，中央定位良好，鏡片轉動適當，若鏡片偏位會立即恢復，舒適度佳。
鏡片過緊	中心定位良好，短暫舒適，鏡片滑動少，甚至無滑動，鏡片偏位回復較慢，上推測是移動 > 70%。
鏡片過鬆	中心定位差，向下偏位嚴重，向上或向側邊過度 lag，且不易再定位，配戴不舒適，眨眼後視力差。
鏡片過緊	減少鏡片直徑或增加鏡片基弧（曲率變平）。 修改後： ✓ 注意鏡片覆蓋角膜情形。 ✓ 鏡片變鬆（較多鏡片移動，較多 lag）。 ✓ 增加淚液交換。
鏡片過鬆	增加鏡片直徑或減少鏡片基弧（曲率變陡）。 修改後： ✓ 鏡片覆蓋角膜較佳。 ✓ 中心定位較穩定。

增加鏡片直徑，但需維持其他良好的配戴狀態，則需使基弧 BC 變平，得以維持

$$\Delta \text{ TD 0.5mm} = \Delta \text{ BOZR 0.3m}$$
$$\text{(increase)} \qquad \text{(increase)}$$

若眼鏡處方正確、試鏡片 BVP 與眼鏡處方換算後相符且鏡片

軸無偏位，那麼配戴隱形眼鏡的視力應該不錯，且戴鏡驗光應該不會有度數。當軸度沒有對齊，可能會導致視力下降，因此可使用乾淨手指輕轉鏡片，讓鏡片回到正確位置並再次確認視力。若配戴的試鏡片爲特殊球面鏡片（有散光設計），則可搭配球面 - 散光戴鏡驗光（隱形眼鏡處方 = 試鏡片度數 + 戴鏡驗光度數，若戴鏡驗光度數超過 4.00D，需換算頂點距離）。

　　戴鏡驗光分爲最佳球面驗光（BS O/R）及球柱鏡驗光（Sph-cyl O/R），使用最佳球面驗光容易且快速，用於試鏡片的散光度數及軸度正確且足夠、鏡片旋轉小、即使鏡片有旋轉，使用順加逆減方式給予補償，即可有效改善視力。在戴鏡驗光以前視力就很好，使用球柱鏡驗光能夠更精準的測量最佳視覺的度數，但亦需取決於鏡片旋轉情形。

五、軟式散光隱形眼鏡穩定設計

　　軟式散光鏡片戴上後鏡片穩定度是很重要的，目前軟式散光隱形眼鏡設計的目的爲讓鏡片配戴時達到鏡片最小旋轉及在眼睛上夠穩定，使鏡片停在正確位置、在眼睛移動或眨眼時不搖擺、偏位時能快速回復到正確位置。目前常見的鏡片設計分爲稜鏡垂重設計及非稜鏡垂重設計，鏡片穩定設計主要依靠眼瞼作用，稜鏡垂重設計主要依賴上瞼與鏡片的互動，而非稜鏡垂重設計則仰賴上下眼瞼的運動來達到穩定的效果。稜鏡垂重設計（Prism-ballast design）包括稜鏡垂重（Prism ballast）法、周邊垂重（Peri-ballast）法、反轉稜鏡（Prism-ballast and truncation design）法；非稜鏡垂重設計（Non-prism-ballast design）包括雙邊薄區（Dual thin zone）法、截

邊（Truncation）法等。

　　稜鏡垂重法利用 1 到 1.5 基底朝下的稜鏡產生不同厚度，稜鏡的目的為讓眼瞼運動時不會造成鏡片旋轉，再依靠眼瞼作用力使鏡片穩定，鏡片較薄的部分位於上眼瞼內側，然後上眼瞼將鏡片較厚的部分擠壓向下瞼（所謂西瓜籽原理），但因為鏡片底部有稜鏡造成鏡片厚度增加，氧傳導性下降、下眼瞼緣較不舒適、稜鏡基底部會向垂直方向搖擺，當配戴者側臥時會影響到散光軸偏位問題，導致視覺品質下降，此設計不適合瞼裂寬大的配戴者。

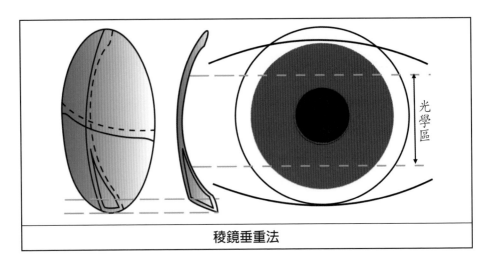

稜鏡垂重法

　　周邊垂重法亦屬於稜鏡垂重法，光學區無稜鏡，穩定方法原理類似於稜鏡垂重法，使用負度數鏡片方式取代稜鏡基底向下，鏡片上方薄，下方較厚，利用厚度差異作為穩定方式，降低了部分稜鏡垂重法的問題，優點在於提供較好的光學品質及鏡片無垂直方向的不平衡，不同於稜鏡垂重法，當患者一眼散光一眼球面，不會有稜鏡效應造成的視覺不平衡感，但眼瞼作用於下方較厚的部分產生不適感，且厚部分氧傳導性下降，因此很少使用。

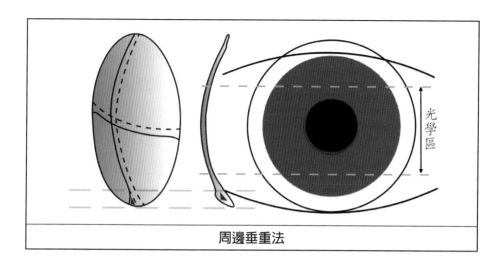

周邊垂重法

　　反轉稜鏡設計，既有稜鏡垂重（基底朝下）又有下方的削薄斜面（基底朝上）的綜合設計，相對稜鏡垂重法及周邊垂重法更薄和更舒適，基底位於鏡片的幾何中心下方，因此上眼瞼對鏡片定位起了較大的作用，散光度數及軸度通常位於無稜鏡的光學區內。

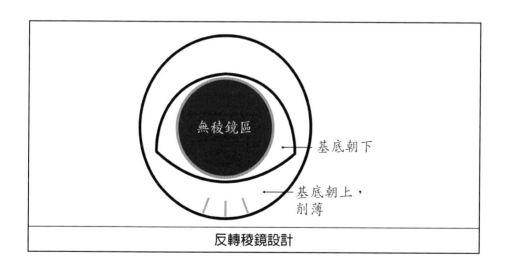

反轉稜鏡設計

　　非稜鏡垂重設計為改量後之穩定設計，光學區用於光學矯正，光學區外的部分為穩定區，使任何度數的鏡片旋轉有了一定的規

律，且側面整體的厚度降低可改善稜鏡垂重設計常見的透氧問題，近年來甚至將鏡片較厚的部分置於瞼裂內，以減少眼瞼內側的鏡片厚度變化，使鏡片的效能最佳化，大量提高舒適度。

雙邊薄區法，或稱上下削薄，水平垂重設計，鏡片無稜鏡設計，上方及下方區域削薄且相互對稱，可減低鏡片厚度以增加良好生理反應和患者舒適感。當鏡片水平及垂直厚度差越大，鏡片驗配越容易成功，像是較高度數近視或矯正逆散散光，但低度數者配戴則鏡片旋轉穩定度較差，遠視度數者最容易失敗。眼瞼（特別是上眼瞼）作用於薄區使鏡片定位和穩定度高，較不適用於眼瞼鬆弛的患者，但適合用於下眼瞼位置較高的患者，此設計主要依靠眼瞼作用，因此建議使用大直徑鏡片。

截邊法為將鏡片下邊裁掉寬約 0.5 到 1.5mm 的區域，即沿著下眼瞼截邊，鏡片直徑越大，裁切的面積越多，此方法可增加眼瞼對鏡片的作用力，來提升鏡片穩定度，但臨床上常達不到效果，截邊改變了鏡片的厚度，產生厚度差異，甚至可能造成角膜暴露導致配戴者舒適度下降，因此通常並非首選方法

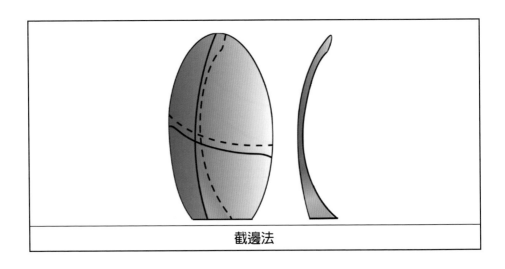

截邊法

六、驗配時常見的問題

1. 若是因鏡片太厚可能造成機械壓力，可選擇鏡片較薄的設計讓鏡片能有足夠移動，若因鏡片太厚使 Dk/t 低而氧不足，則可使用矽水膠材質較好。

2. 軟式散光鏡片設計爲防止鏡片旋轉以達預期光學效果，這可能導致淚液交換的減少和代謝碎屑的堆聚，進而造成角膜染色。此時先排除鏡片材質／鏡片護理液的交互作用，角膜染色嚴重者應考慮更換鏡片設計。

3. 若配戴者過去習慣配戴軟式球面鏡片、一眼配戴軟式球面，一眼配戴散光片或習慣配戴其他散光設計，則容易認爲某些散光鏡片設計異物感重或配戴不舒服，舒適度不佳則考慮更換一種側面更薄的設計，例如可以使用較薄的稜鏡垂重設計或者較薄的非稜鏡垂重設計。

4. 當鏡片太鬆可能會造成過多的移動或不穩定的鏡片旋轉造成不好的視力，建議重新試戴其他設計鏡片或更換配戴較陡之鏡片（BC 較小或鏡片直徑加大），視力不佳問題可以先確認隱形眼鏡處方、散光軸度、確認散光無過矯（傾向增加球面）、確認眼睛表面品質或考慮替代方式。

軟式散光隱形眼鏡驗配記錄單

姓名：_____ 日期：_____ 檢查者：_____

評估項目	右眼	左眼
角膜弧度	___/___@___ (mm/D) ___/___@___ (mm/D) Flat K：_____	___/___@___ (mm/D) ___/___@___ (mm/D) Flat K：_____
HVID	_____ mm	_____ mm
基本眼評估	☐乾淨　　☐稍紅 ☐不規則　☐有染色	☐乾淨　　☐稍紅 ☐不規則　☐有染色
試鏡片	度數 _____ D BOZR _____ mm 含水量 _____ 鏡片厚度 _____ mm 鏡片直徑 _____ mm	度數 _____ D BOZR _____ mm 含水量 _____ 鏡片厚度 _____ mm 鏡片直徑 _____ mm
鏡片配戴評估		
中心定位	水平（鼻／顳）_____ mm 垂直（上／下）_____ mm	水平（鼻／顳）_____ mm 垂直（上／下）_____ mm
角膜覆蓋	☐完整　　　　☐部分	☐完整　　　　☐部分
眨眼位移量	直視 _____ mm 上看 _____ mm	直視 _____ mm 上看 _____ mm
上看延遲量	_____ mm	_____ mm
側邊（水平）延遲量	_____ mm	_____ mm
鏡片鬆緊度（上推測試）	_____ %	_____ %
配戴總評估	☐鬆　☐緊　☐理想 ☐拒絕 ☐接受	☐鬆　☐緊　☐理想 ☐拒絕 ☐接受

評估項目	右眼	左眼
需改進項目		
配戴者舒適度	0　1　2　3　4　5	0　1　2　3　4　5
戴鏡驗光（OR）	＿＿＿DS　VA＿＿＿ ＿＿＿DS　＿＿＿X VA＿＿＿	＿＿＿DS　VA＿＿＿ ＿＿＿DS　＿＿＿X VA＿＿＿
散光軸度評估 畫出散光鏡片記號的位置，如 6 點鐘方向、偏位的程度、是順時鐘或逆時鐘旋轉		
最終處方	廠牌： 鏡片直徑： 鏡片弧度： ＿＿＿DS＿＿＿x＿＿＿ VA＿＿＿	廠牌： 鏡片直徑： 鏡片弧度： ＿＿＿DS＿＿＿x＿＿＿ VA＿＿＿

隱形眼鏡驗配

← 試鏡片參數 →

視力

戴鏡驗光（OR）& 視力
（球柱鏡／最佳球面）

其他檢查

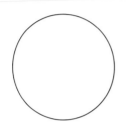　隱形眼鏡配適評估　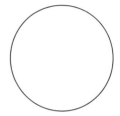

意見與修正

最終隱形眼鏡處方

將軟式散光鏡片旋轉及補償位置情形畫下來：

1. 畫出試鏡片的參考刻度及旋轉後位置。
2. 畫出眼鏡處方的散光軸度，未修改前散光軸度及修改後位置。

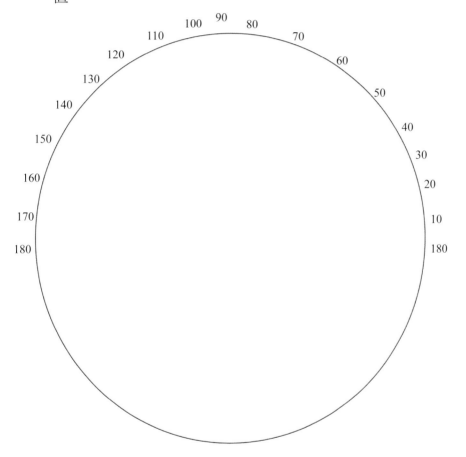

配戴者眼鏡處方：

陸、其他軟式隱形眼鏡驗配考量

在進行軟式隱形眼鏡評估時，有些驗配特徵觀察會幫助您更容易進行評估。下列提供一些隱形眼鏡驗配考量及修改建議。

一、鏡片太鬆或太緊會觀察到的評估特徵及考量

較陡配適（太緊）	較平配適（太鬆）
• 中心定位良好 • 完全覆蓋 • 鏡片移動少 • 鬆緊度百分比高（上推測試困難）＞70% • 患者剛配戴時舒適度高 • 眨眼後視力變清楚，之後慢慢變模糊 • 有角膜水腫風險 • 有結膜／輪部問題：鏡片邊緣的結膜處出現壓痕 • 360° 輪部環（Limbal Ring）染色 • 角膜缺氧 • 角膜中央染色風險 • 隱形眼鏡誘發的急性紅眼（Contact Lens-Induced Acute Red Eye，CLARE）風險	• 偏心機率高，通常鏡片偏下 • 可能不完全覆蓋鏡片 • 鏡片過度移動 • 鬆緊度百分比低（上推測試） • 在直視時可能會出現過多的鏡片延遲量遲滯，鏡片可能直接往下掉，不會回到角膜中心 • 往側邊及上看時鏡片回到角膜中心慢 • 配戴者感到鏡片不適／感覺鏡片存在 • 可能會出現視力浮動，眨眼後視力先模糊才會再清楚 • 鏡片邊緣翹起 • 角膜染色風險 • 鏡片脫落風險 • 結膜染色風險
修改建議	
• 選擇較平弧度之鏡片 • 換不同的鏡片設計（相似或較平之弧度） • 選擇比較小直徑之鏡片	• 選擇較陡之弧度 • 換不同鏡片設計 • 換不同鏡片材質，較軟的材質 • 考慮加大直徑（增加矢高）

角膜前表面的形狀與鏡片的矢狀高度（簡稱矢高）是否吻合為

鏡片服貼度的主要因素。此外，若角膜頂點異位可能會導致鏡片偏離中心。鏡片的物理特性，例如材質、度數、透氧度等、眼瞼的特性或眼瞼與鏡片的互動皆可能影響到服貼度。

二、鏡片鬆緊度修改考量

　　眼表面的矢高與中央角膜曲率、偏心率、直徑及鞏膜曲率有關，而鏡片的矢高變化取決於鏡片基弧（後光學區弧度 BOZR）、鏡片直徑及鏡片偏心率。矢高高低會影響鏡片鬆緊度，矢高越高表示鏡片越緊，矢高越低表示鏡片比較鬆，當鏡片直徑維持不變時，鏡片弧度越陡，矢高越高。當鏡片基弧維持不變時，鏡片直徑越大，矢高越高。

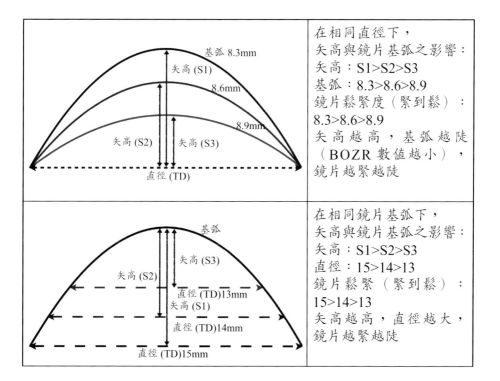

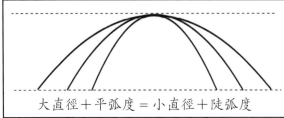

經驗法則：
TD 加大 0.5 mm ≅ BOZR 增加 0.3 mm
當整體鏡片配適（鬆緊度）不變，直徑增加 0.5mm＝基弧增加 0.3mm

大直徑＋平弧度＝小直徑＋陡弧度

　　若軟式隱形眼鏡修改基弧或直徑即可改善配適狀態，則僅需選擇修改基弧或直徑其中一者即可。修改鏡片參數時建議優先修改鏡片直徑，若效果不夠則再修改基弧。鏡片基弧與直徑之間的關係：小直徑＋陡弧度 ＝ 大直徑＋平弧度，這些變化與矢高的高低變化有關。依據經驗法則，當鏡片直徑改變 0.5mm ＝ 基弧改變 0.3mm，表示當直徑加大 0.5mm，鏡片變緊的情形與基弧減少 0.3mm 相似。因此，若想維持鏡片其他配戴特性，但需要修改直徑，則直徑增加 0.5mm ＝ 基弧增加 0.3mm，也等於加大 0.5mm 直徑，放鬆 0.3mm 的基弧，增加直徑必須把基弧變平才得以維持配戴關係。先決條件是鏡片很服貼，弧度適合；若鏡片小又鬆，不用改弧度而直接加大直徑就好。由於水膠鏡片的懸垂效應（Drape effect），因此在修改鏡片基弧時不會產生淚鏡度數改變，故不需考慮改變鏡片度數，唯一要考慮的因素為當鏡片厚又由車床切割製作且為高度數客製化鏡片，這種鏡片具有一定硬度，所以需考慮鏡片度數修正。

　　注意：軟式隱形眼鏡其基弧至少要改變 0.3mm 才會有顯著不同的鏡片配適改變。

三、其他鏡片設計考量

（一）矽水膠材質

過去十多年軟式隱形眼鏡重大的發展之一為矽水膠材質的提升，過去矽膠鏡片主要用於無水晶體和小兒鏡片。因為矽膠鏡片雖然具有高透氧能力，但是表面潤濕性差、易造成蛋白質沉積及增加油脂交互作用而造成配戴者不適。現今的矽水膠鏡片皆經過特殊的表面處理及結構改良以適合大多數人口使用。改善了氧的需求問題，矽水膠鏡片的配適重點為確保鏡片與配戴者淚液及眼睛表面有良好的生物相容性，而鏡片模數（硬度）也是鏡片舒適度中需考慮的。

（二）非球面軟式隱形眼鏡

這類鏡片透過降低球面像差來提高鏡片光學清晰度，其優勢理論為鏡片設計抵銷少量的散光使最小錯亂圓降低來提升視覺品質。通常當配戴者為低散光而散光度數介於需矯正邊緣但對於散光隱形眼鏡費用有所顧慮時，可以考慮使用此設計鏡片，但這種鏡片若有中心定位偏位的問題可能會導致不必要的像差出現。

（三）彩色軟式隱形眼鏡

彩色隱形眼鏡的配戴使用相當的普遍，通常使用的配戴者為想改變眼睛的顏色或修飾眼睛外觀的需求者，主要分類包括：

1. 染色及顏色加強——用於虹膜顏色較淺者（藍色／綠色）。

⑴整個鏡片或瞳孔以外的區域有單色染色。

⑵不適用於深色虹膜，因為無法改變深色虹膜的顏色。

2. 不透明顏色──用於淺色或深色虹膜（棕色／淺褐色）。

⑴有些鏡片混合色素斑點，以產生更自然的眼睛顏色變化。

⑵有些鏡片僅單色染色。

3. 瞳孔外區域不透明染色或瞳孔區域不透明染色。

⑴設計一自然的假眼外觀。

⑵可用於減少虹膜透光（Keyhole iris/ 創傷性虹膜）。

⑶可用於弱視遮蓋用途。

（四）鏡片更換模式

　　更換鏡片的頻率可使因時間形成於鏡片的沉積物大量下降以提升眼睛健康，但可選擇的鏡片參數與鏡片更換頻率往往成反比，也就是說若為一客製化年拋鏡片能夠有較大範圍的度數以及基弧做選擇，而日拋型隱形眼鏡則所能選擇的基弧、度數、直徑及鏡片材質較長戴型的鏡片來得少。若配戴者每週配戴隱形眼鏡超過 4 次，則日拋隱形眼鏡可能會增加配戴者的花費，因此在幫配戴者評估適合的鏡片模式需要考慮配戴者動機、方便性、衛生習慣、花費、屈光矯正及鏡片參數等。

柒、軟式隱形眼鏡的配戴及取出教學

一、配戴及取出隱形眼鏡前的準備

1. 在接觸鏡片之前應先徹底清洗雙手，且處理鏡片時需避免用衣服擦乾雙手。

2. 指甲需保持短而整齊乾淨，否則很容易傷害到鏡片甚至患者眼睛。

3. 確保雙手無棉絮、化妝品、護手乳、髮油、尼古丁及鏡片清潔劑等可能會汙染鏡片。

4. 若不小心將鏡片掉落到地上，不可用拖拉的方式將鏡片拿來，應使用生理食鹽水沾濕手指以吸附鏡片方式將鏡片拿起。拿起後務必確認鏡片是否有損壞或髒汙，並進行正確的消毒或更換。

5. 若鏡片折疊起來請勿強迫撕開，應使用大量的食鹽水並輕輕滾動鏡片將鏡片鬆開。

6. 不能讓水膠鏡片乾掉否則可能會造成鏡片裂痕、撕裂及基弧改變。

7. 確保軟式隱形眼鏡完全浸泡在護理液中，避免鏡片邊緣乾掉及受損。

8. 避免擠壓及折疊鏡片中心，否則可能會造成缺口。

9. 若驗配過程當中有使用螢光染色者，必須在戴上軟式隱形眼鏡前先使用食鹽水將螢光染色沖洗乾淨，以免吸附在隱形眼鏡上。矽水膠鏡片比水膠鏡片不易使螢光染色附著，但仍建議在配戴鏡片前將染色劑沖洗乾淨。

二、替配戴者配戴方法（請依個地區法規准許範圍內執行）

步驟	方法
1. 鏡片檢查	檢查鏡片確認鏡片本身或邊緣無缺損、裂痕、撕裂及鏡片正確面朝上。
2. 控制眼皮以避免眨眼並使結膜有最大暴露以利配戴	站在患者側邊，將鏡片放在您的右手食指指腹並告知患者向左下看，此時將左手拇指或前兩隻手指撐開患者上眼皮，右手中指固定於患者下眼眶骨，並輕輕的拉開下眼瞼。 Note：上顳側結膜露出，提供隱形眼鏡放入之最大面積，且最少的隱形眼鏡鏡片與角膜間相互作用，使角膜對於鏡片感覺降至最低。
3. 放入鏡片	將鏡片放在結膜上，理想組合為乾淨且濕潤的鏡片配上乾躁的手指，搭配足夠的接觸時間能夠輕易將鏡片由手指轉移到眼睛上。
4. 患者注視位置固定，使鏡片位於眼中央	引導患者緩慢的注視前方，請患者看著您將有助於平息慌張的患者，此時鏡片應自動向角膜滑動。
5. 檢查確保鏡片與角膜之間有無大氣泡	輕微氣泡可用以下方法處理： • 利用上或下眼皮輕輕按壓或推動鏡片來移除氣泡。 • 直接請患者往鏡片方向看（若鏡片仍然偏離中心）或往氣泡方向看。 當鏡片放在眼睛上，應避免使用手指直接接觸鏡片。
6. 鬆開下眼皮	使鏡片保持在中心位置及避免鏡片掉出眼外。
7. 鬆開上眼皮	若放開上眼皮速度過快容易使鏡片在眨眼時掉出眼外，因此鬆開上眼皮時需請患者輕輕閉上。

三、鞏膜清洗技巧（Scleral wash technique）（請依個地區法規准許範圍內執行）

偶爾當隱形眼鏡配戴上之後會有小異物、絨毛微粒、灰塵等卡在鏡片與角膜之間，因而造成眼睛輕微不適。可運用此方式來試著移除異物不需將鏡片取出。

1. 清洗雙手。
2. 控制眼皮以避免眨眼。
3. 請患者往右 / 左邊注視，得以露出鏡片顳側邊緣。
4. 使用食指輕輕接觸並將鏡片往顳側滑，再將鏡片歸位於角膜上。
5. 若鏡片無法輕易移動，應點幾滴潤滑液再重複。

注意：此過程僅應執行一至兩次，若仍感覺不適則應將鏡片移除並檢查是否有任何缺損。若清洗後再戴上仍感覺不適，可能鏡片存有肉眼無法觀察出之缺損，因此建議將鏡片拋棄並更換一片新的鏡片。

四、移除鏡片（請依個地區法規准許範圍內執行）

目標	方法
1. 確認鏡片在角膜上	請確實檢查輪部周圍有無看見鏡片邊緣。
2. 控制眼皮	使用雙手：一手控制上眼皮，一手控制下眼皮。
3. 患者注視位置	請患者注視上方，滑動鏡片到結膜再移除鏡片。
4. 拖與拿	用食指將鏡片滑至下結膜處，再加上拇指將鏡片輕輕取出。將鏡片取出前應保持手指在鏡片上，此步驟爲防止鏡片滑回角膜上。

五、教導患者配戴及移除鏡片

在教導患者配戴及移除鏡片前，需先做以下準備：準備一乾淨且舒適的空間，讓患者舒適地坐在鏡子前，並確認患者能以舒適的坐姿與手勢來練習。另外，需有足夠的紙巾（無絨毛）及適當的護理液。您則站在患者身後一側，且能從鏡子看到他。

（一）配戴步驟

配戴步驟	方法及提示
1. 檢查鏡片	教導患者如何分辨正反面及如何檢查鏡片有無缺損、裂痕、撕裂及鏡片正確面朝上。 ✔ ✗
2. 控制眼皮	引導患者撐開眼皮以避免眨眼，且需有足夠的空間放入隱形眼鏡。 提示：確認患者手肘無靠在桌上，使用一隻手指撐上眼皮，另一手指撐開下眼皮。
3. 提供患者注視目標	建議患者透過鏡子直視自己，提醒患者用另一眼直視。
4. 放入鏡片	請患者直視自己，並建議患者直接將鏡片放在角膜上。在試戴過程中給予患者鼓勵與提示，可能對患者有幫助： • 保持手指與鏡片靠近眼睛，有足夠時間讓鏡片轉移到眼睛上。 • 讓鏡片底端先接觸眼睛。 • 若鏡片無法附著於眼上，可輕輕擺動手指或畫小圈圈。 • 「乾手指與濕潤鏡片」是最佳組合。 • 若戴兩次鏡片仍失敗，應再次浸泡鏡片以免鏡片脫水。

配戴步驟	方法及提示
5. 確認無大氣泡及鏡片位於角膜中央	輕輕按摩上或下眼皮來移除鏡片上的泡泡，若鏡片偏離中心，請患者看向鏡片位置來置中。
6. 先放開下眼皮，再放開上眼皮	建議患者輕輕閉上眼睛並眨眼幾次，若泡泡依然存在，請患者輕輕按摩閉眼的眼皮。

（二）移除步驟

移除步驟	方法及提示
1. 控制眼皮	用雙手將眼皮撐至最開，方法如上。
2a. 拖及捏	使用指腹輕輕取出鏡片。在練習過程中可請患者先用食指與拇指指腹輕捏他的手背感覺力道。建議不要捏的太窄以防鏡片摺疊導致鏡片缺損或裂開。
2b. 剪刀法	用上下眼皮控制內外眼角之間的眼皮邊緣。先使用食指及中指撐開眼皮，再輕輕的將眼皮往顳側拉，將鏡片壓出眼外。

　　請患者練習配戴及移除鏡片至少三次以上，確認患者能自行安全的配戴與移除，並教育患者該做（Do's）及不該做（Don'ts）的注意事項（隱形眼鏡配戴指南）、適當的鏡片護理保養及回診時間等，通常新配戴鏡片者建議 1-2 週回診。

捌、軟式隱形眼鏡護理與保養

1992 年國際隱形眼鏡委員會出版的文件中：討論了隱形眼鏡護理和保養的目的和要求。其中包括了隱形眼鏡所使用的藥水需提供保持鏡片材料結構（特別是水凝膠鏡片）所需的水分，同時並達到清潔和消毒的功能，以保持鏡片最佳的性能和安全性。另外，應提醒配戴者在鏡片護理過程中必須遵守良好的衛生習慣。

護理系統作用需達到以下功能：(1) 預防微生物的汙染或將此可能性降低到最低（消毒）；(2) 減少鏡片沉積物，清潔黏液、蛋白質、脂質；(3) 將隱形眼鏡維持即刻可戴的狀態，軟式隱形眼鏡鏡片軟化及硬式隱形眼鏡表面濕潤。

在鏡片開始護理前，首先要先了解兩個重要名詞：滅菌（Sterilisation）及消毒（Disinfection）。滅菌爲所有微生物被消滅無法再繁殖，高溫、高壓屬於滅菌，將試鏡片反覆放入高壓滅菌器中，在 100kPa 的壓力，加熱至 121℃，120 分鐘後所有細菌、孢子、眞菌和病毒均被殺死。消毒爲微生物汙染程度顯著降低，大多數清潔液屬於此類，例如多功能 / 表面清潔劑 / 雙氧水等。

護理液的基本成分爲緩衝液，將 pH 值保持在隱形眼鏡配戴所需之酸鹼值 6-8，例如磷酸鈉、硼酸鈉、碳酸氫鈉，早期的護理液，尤其是蓋子可能含有酸性傳導物質，低酸鹼值護理液可能造成隱形眼鏡形狀變形、含水量下降及鏡片配適變緊，高酸鹼值則會使鏡片易碎、變色、變性等。其他成分包括張力劑（Tonicity agents）用於保持與淚液相等的鹽濃度（= 0.9%NaCl）提高眼睛對鏡片的耐受性，0.6-1.5% 爲眼睛之可接受之耐受性，張力過低鏡

片會吸收眼睛淚液，張力過高則鏡片會失去水分及萎縮。黏稠劑（Viscosity agents），例如甲基纖維素（Methyl cellulose, MC）用以增加護理液的潤濕時間及舒適性。潤濕劑（Wetting agents）用於幫助護理液鋪展在鏡片表面，例如聚乙烯醇（Polyvinyl alcohol）、聚山梨醇酯 80（Polysorbate 80）、聚乙烯吡咯烷酮（Polyvinyl pyrrollidine）等。螯合劑（Chelating agents），例如乙二胺四乙酸（EDTA），用於加強防腐劑的作用，特別是苯甲醯氯（Benzoyl chloride, BzCl）。防腐劑（Preservatives）抑制微生物生長。

　　消毒的功能為：(1) 消除可能引起感染之病原，包括細菌（Bacteria）、真菌（Fungi）、病毒（Viruses）及阿米巴原蟲（Amoeba）；(2) 保持水合作用；(3) 達到及維持鏡片即取即戴的狀態。FDA 指南提到，六種有挑戰的生物體為：綠膿桿菌（Pseudomonas aeruginosa）、表皮葡萄球菌（Staphylococcus epidermis）、黏質沙雷氏菌（Serratia marcescens）、白色念珠菌（Candida albicans）、薰煙麴菌（Aspergillus fumigatus）及單純皰疹（Herpes simplex）。但在角膜及隱形眼鏡配戴，棘阿米巴（Acanthamoeba）是很重要的問題。在消毒能力上常會用到的為 D 值，稱為消毒率指數，即此護理液將生物群體減少 90% 所需要的時間，D 值越低表示消毒能力越好。

　　早期軟式隱形眼鏡鏡片清潔使用表面活性劑，然後在食鹽水中以約 80°C 煮 10 分鐘消毒，將蛋白質煮熟，因為大多數的細菌、真菌和病毒性微生物在 70-80°C 下會被殺滅，鏡片材料亦可在高至 85°C 下仍維持穩定。因此此消毒方式對抗微生物非常有效，優點是快速、便利、消毒效果好且無過敏問題，但此方法會縮短鏡片壽命，尤其是高含水鏡片容易變形及可能增加蛋白質堆積。

　　隨後發展成 3 至 4 步驟化學系統：每日清潔劑、食鹽水沖洗、儲存於保存液或雙氧水中、每週使用去蛋白酵素片及固定至從業者做深度清潔。由於此方式的步驟繁瑣及開銷等考量，配戴者對這一整個化學系統的遵守率並不高，再者因為傳統鏡片較為昂貴且 1-2 年即需要更換，故清潔護理液花費較大致使很多人不願清潔，導致鏡片變髒、角膜及眼瞼出現問題。加上早期防腐劑如硫柳汞（Thimerosal）、氯己定（或稱洗必泰）或苯甲醯氯（Benzoylchloride, BzCl）經常造成角膜及結膜上皮過敏或／及毒性反應，故目前含有這些成分的藥水大多數已停產，但仍有少數防腐劑仍會造成過敏。當患者對防腐劑過敏時則可能出現眼睛紅／流淚／灼熱感／配戴不適／畏光／癢等症狀，而臨床會觀察到增生性／淺層點狀角膜炎／微囊腫／輪部周圍浸潤／濾泡／乳頭狀突起等。目前新一代護理液中防腐劑能夠減少被鏡片材質及角鞏膜內皮吸收，因此毒性較低，但對真菌或阿米巴原蟲的效果有限。

　　現行軟式隱形眼鏡護理液分為多功能護理液（MPS）及雙氧水系列兩種。多功能護理液集清潔、沖洗和消毒功能於一體，部分含去蛋白成分，且多種功能合在一起能節省藥水花費並輕易上手，但由於清潔效果相對較差，因此適合用於拋棄式隱形眼鏡鏡片。雙氧水系列殺菌效果非常好，約 10-15 分鐘即可殺死細菌，浸泡 2.5 小時也可對抗真菌，對阿米巴原蟲效果較差（需浸泡 4 小時以上），藥水本身對於角膜上皮有高度的刺激性，因此必須有「中和」步驟。不同的雙氧系統有不同的中和方法：3% 雙氧水加入催化劑會中和為水＋ 1/2 氧，即雙氧水被分解成食鹽水及氧氣。催化劑包括白金環及雙氧水中和片，雙氧水搭配白金環即一般所稱的一步驟雙氧水消毒法，白金環中和時間較短，能在 10 分鐘左右將 3% 雙氧

水中和至 1%。雙氧水搭配中和片則稱爲二步驟雙氧水消毒法，有較長的雙氧消毒暴露時間，因此消毒狀況更好。但不論是一步驟或二步驟雙氧水系列皆不含防腐劑，適合較敏感者使用，清潔能力較多功能護理液佳，且適用於所有鏡片型態，包括硬式隱形眼鏡，但需注意中和完全前不可將鏡片戴上眼睛。

清潔完鏡片後會使用沖洗用食鹽水沖洗鏡片，食鹽水具有抑菌功能但無殺菌效果，使用完後需立即蓋上以免增加汙染風險，切記不可使用自來水沖洗鏡片，以免造成阿米巴原蟲感染。

傳統長戴型軟式隱形眼鏡及硬式隱形眼鏡需要清除蛋白質。去蛋白清除劑（酵素）分爲錠狀及液狀兩種，有助於去除與鏡片緊密結合之沉澱物（乳白色），此藥水需要與雙氧水、多功能護理液或硬式隱形眼鏡調節劑兼容，通常一週需使用一次，至少浸泡 30 分鐘，重度蛋白沉積或高含水量鏡片，需頻繁使用，配戴鏡片前應再次清潔沖洗。

除了日拋隱形眼鏡外，其他鏡片都需搓洗，特別是傳統軟式隱形眼鏡與硬式隱形眼鏡，搓洗是使用物理方式將鏡片上的細菌或沉積物清除。

正確的硬式隱形眼鏡保養可使鏡片使用較長時間（2-3 年），需要兩步驟清潔鏡片：⑴ 每日清潔劑（Daily cleaner）是重要的關鍵，用手搓洗後需清洗乾淨，其中表面活性劑清潔劑清除脂質效果佳，具有拋光效果的搓洗劑（白色粉抹狀）用於清除蛋白質及較大沉積物；⑵ 浸泡及潤濕：消毒劑通常稱爲護理液，護理液包括消毒、保存及水合劑，而濕潤液的功能爲增加鏡片表面的濕潤性、讓淚液能夠均勻地鋪展在鏡片表面、有助於維持鏡片表面之淚液以及鏡片戴上的緩衝，若有需要則需額外使用去蛋白片

來清除蛋白質。過敏反應仍偶而會出現，特別是氯化苯二甲烴銨（Benzalkonium chloride, BKC）。

現今硬式隱形眼鏡鏡片材質添加氟讓鏡片更舒服，但也使得鏡片變得更加乾燥、容易變形、硬度下降易刮傷。

濕潤劑可以提高黏度來增加鏡片表面張力，以往濕潤液爲獨立使用，現在也被加入浸泡／護理液中。例如在護理液增加聚乙烯吡咯烷酮（Polyvinylpyrrolidone, PVP）、聚乙烯醇（Polyvinyl alcohol, PVA）、聚乙二醇（Polyetheline glycol, PEG）。硬式隱形眼鏡護理液常用的防腐劑爲苯扎氯銨（Benzalkoniumchloride, BAK），爲四級銨化物，有很強的抗微生物效果，對抗眞菌效果佳，但可能引起毒性反應，與軟式隱形眼鏡結合會破壞鏡片，所以請勿用硬式隱形眼鏡護理液清洗軟式隱形眼鏡。硬式隱形眼鏡護理液亦有多功能護理液，似軟式隱形眼鏡護理液將所有功能合併，但清潔效果可能會受影響，因此需要注意鏡片搓洗。通常硬式隱型形眼鏡保存／潤濕護理液比軟式護理液有更高濃度的消毒劑，但硬式隱形眼鏡爲非離子性質、孔徑小、幾乎不含水材質，因此硬式隱形眼鏡可以乾式保存不會破壞鏡片本身。

隱形眼鏡應儲存於乾淨的儲存盒中並每天更換乾淨護理液，但細菌及阿米巴原蟲具有生物膜可以在隱形眼鏡水盒中活下來，因此需要定期更換隱形眼鏡盒（最少每罐護理液用完即更換一個以防細菌及眞菌汙染）。

玖、隱形眼鏡配戴指南

DO's	DON'T
☺ 在接觸鏡片之前，務必使用肥皂洗手，並使用無絨毛紙巾擦乾。	☹ 不讓肥皂、化妝品、髮膠、菸草或其他物質接觸到鏡片。
☺ 每次取下鏡片後皆需沖洗消毒鏡片。	☹ 不用手或鏡片觸碰護理液瓶口。
☺ 不使用護理液時，瓶蓋拴緊並保持在 25°C 左右室溫下。	☹ 不重複使用護理液或直接將護理液補滿。
☺ 每次都必須使用新鮮的護理液。	☹ 戴隱形眼鏡時使用眼藥水（除有特別標示可共同使用外）。
☺ 不使用鏡盒時務必清洗並風乾，並依建議定期更換。	☹ 戴隱形眼鏡超過建議時間。
☺ 每次使用鏡片皆由同一片開始，以免造成左右眼混淆。	☹ 不讓他人使用自己隱形鏡片。
☺ 鏡片需完全被浸泡護理液淹沒，以防邊緣乾燥。	☹ 不配戴已經有損傷的鏡片。
☺ 若鏡片變乾，請將鏡片丟棄。	☹ 不使用非該隱形眼鏡建議之護理液。
☺ 若要游泳請摘除鏡片，或確保泳鏡夠緊，不會使水進入。若接觸到水應在游泳後立即更換或依照建議徹底消毒。	☹ 若眼過敏、發炎或感染等症狀時不配戴隱形眼鏡。
☺ 定期修剪指甲以免鏡片受損或傷到眼睛。	☹ 在身體狀況不好時不戴隱形眼鏡，例如嚴重感冒或流感。
☺ 取下鏡片後若有刺痛、不舒服、視物模糊、眼睛紅等不舒適感覺，請立即就診。	☹ 在太乾、煙燻或灰塵多的時候不配戴隱形眼鏡。
	☹ 不配戴隱形眼鏡睡覺，除非是可戴過夜之特別鏡片

拾、臨床實作

　　將上述所學的替配戴者選擇適合的隱形眼鏡，並使用試鏡片來確認及修改所選擇的鏡片，使它能完美配適在患者眼裡，並要教導配戴者如何正確配戴、取出及護理他們的鏡片。在取片後一或兩週進行後續追蹤，以便觀察患者的配戴情況，依據所遇到的問題進行解答，若鏡片配戴情況不良，例如視力不佳或造成眼睛生理受損則需重新驗配新的鏡片。

一、問診與初步評估

1. 配戴隱形眼鏡的理由。
2. 隱形眼鏡配戴史。
3. 目前視力狀況及需求。
4. 眼病史、身體病史及使用藥物等。
5. 裸視、慣用眼鏡視力及度數、最佳矯正視力。
6. 眼睛健康檢查
　　(1)角膜弧度測量。
　　(2)角膜地圖測量。
　　(3)眼前部檢查。

經過與患者溝通討論後決定所需的隱形眼鏡設計及材質。

二、鏡片試戴評估

　　運用患者所提供之資訊及動機來選擇最適合患者之鏡片：

1. 在試鏡組中選擇適合之鏡片。
2. 戴上鏡片，並讓患者適應鏡片一段時間（軟式約 5-10 分鐘，硬式約 15 分鐘）。
3. 鏡片配戴評估：評估視力、戴鏡驗光及配適情形。
4. 若驗配完成後，教導患者配戴及移除鏡片，需確定患者能夠安全熟練的配戴及移除鏡片及清洗流程、所需的注意事項、每日配戴建議時數，並給予配戴者護理液試用組。安排回診時間，並告知患者若在配戴期間有任何問題，歡迎提早回診或電話諮詢。

三、回診

1. 了解配戴隱形眼鏡狀況，包括視力、舒適度、配戴時數、鏡片護理情形及其他相關問題。
2. 隱形眼鏡配戴時的視力。
3. 戴鏡驗光。
4. 隱形眼鏡配戴評估。
5. 請患者移除隱形眼鏡，並檢查患者眼睛健康情形。
6. 藉由複診情形決定是否需要修改鏡片或給予其他提醒。

隱形眼鏡配戴前評估

姓名：

日期 檢查者

病史： 習慣眼鏡處方：

初始視力：

屈光度數 最佳矯正視力 頂點距離／眼睛度數
OD
OS

角膜弧度測量 角膜散光
OD
OS
（反射圈品質）

其他檢查：

瞳孔大小 角膜直徑 眼裂寬度 眼皮鬆緊度

眼瞼／睫毛

結膜（球結膜／瞼結膜）

前房／前房隅角

角膜

虹膜

水晶體／玻璃體前部

瞳孔反應（直接／間接、視近反射）

淚液破裂時間／淚液品質

鏡片配適記錄

試鏡片參數

視力

戴鏡驗光度數及視力
（球面／散光，最佳球面）

其他檢查

隱形眼鏡配適評估

結論及修改

試鏡片參數

視力

戴鏡驗光度數及視力
（球面／散光，最佳球面）

其他檢查

隱形眼鏡配適評估

結論及修改

隱形眼鏡最終處方：

隱形眼鏡回診

患者名字：＿＿＿＿＿＿＿＿＿＿

日期：＿＿＿＿＿＿＿＿＿＿　　　　檢查者：＿＿＿＿＿＿＿＿＿＿

記錄／複查＿＿＿＿＿＿＿＿＿＿＿＿　　目前隱形眼鏡

＿＿＿＿＿＿＿＿＿＿＿＿＿＿＿＿

＿＿＿＿＿＿＿＿＿＿＿＿＿＿＿＿　　OD

＿＿＿＿＿＿＿＿＿＿＿＿＿＿＿＿

＿＿＿＿＿＿＿＿＿＿＿＿＿＿＿＿

　　　　　　　　　　　　　　　　OS

護理藥水：

配戴時間：

　平均：

　今天：

鏡片使用時間

取代方案

第9章　硬式隱形眼鏡

　　硬式隱形眼鏡可分為 RGP（Rigid gas permeable）、角膜塑型鏡和鞏膜鏡。本章節主要討論日戴型 RGP，角膜塑型鏡片詳細資訊請查閱角膜塑型片章節。硬式隱形眼鏡（Rigid gas permeable contact lens）為一種堅固的熱塑性聚合物，通常比角膜直徑小，但能完全覆蓋配戴者的瞳孔，用以矯正屈光不正、中和角膜的規則與不規則散光，並於眨眼時鏡片會移動。通常用於角膜變形、圓錐角膜、移植後角膜、散光、多焦點需求、高度或一般屈光不正、全時間配戴及一般使用皆可，但較不建議間歇性配戴。硬式隱形眼鏡的優點包括：可提供良好的視覺品質、能中和角膜的規則及不規則散光進而幫助視力、成本相對較低（1-2 年換一次鏡片）。缺點包括：角膜及結膜需要較長時間來適應硬式隱形眼鏡之異物感等。

　　硬式隱形眼鏡鏡片總直徑一般為 8.6-9.8 mm，光學區約占總鏡片直徑的 65-80%，在 7.6-8.4 mm 左右。所以當總直徑加大時光學區相對也會加大。譬如 9.8 直徑就會搭配 8.0 的光學區直徑，而 9.6 則會搭配 7.6 的光學直徑。光學區直徑應大於暗室瞳孔大小，以避免眩光的產生。

　　本章節目的：

1. 選擇最佳配適之球面 RGP 鏡片（依據角膜弧度及眼球解剖學特性）。
2. 配戴 RGP 鏡片需使淚液平衡及配戴評估。

3. 熟悉 RGP 配戴評估不同之螢光染色型態。

4. 選擇及評估比角膜 K 值平之鏡片。

5. 選擇及評估比角膜 K 值陡之鏡片。

6. 最終隱形眼鏡度數（依據經驗計算及實際戴片矯正度數決定）。

7. 實際戴片矯正度數及決定鏡片最後處方。

壹、硬式隱形眼鏡材質

Rigid gas permeable contact lens 又稱 GP 或 RGP lenses，因為鏡片有剛性故稱硬式隱形眼鏡。RGP 材質如同水膠軟式隱形眼鏡也有讓氣體穿透的能力，可讓氧能到達角膜，但與軟式隱形眼鏡不同的是，硬式隱形眼鏡不含大量的水分，而是倚賴鏡片材質本身細微的孔洞讓氧傳到角膜，硬式隱形眼鏡必須有透氧度才稱 RGP，若不透氧則稱為硬鏡片（Hard lenses 或 PMMA）。

在 1970 年代以前，硬式隱形眼鏡大都使用聚甲基丙烯酸甲酯（Polymethyl methacrylate, PMMA）硬塑膠材質製造，PMMA 有很好的光學品質、耐久性（不易刮傷及變形）、生物相容性及容易製作，但由於此材質不透氧影響角膜健康，因此很多人無法接受。RGP 材質通常用透氧係數（Dk 值）來分類，Dk 值是指大氣中的氧滲透過鏡片到達角膜的量，Dk 值越高表示此材質能夠傳遞較多氧到角膜，低 Dk 值 < 12、中 Dk 值 15-30、高 Dk 值 31-60、非常 Dk 值 61-100、超 Dk 值 > 100。

由於 PMMA 不透氧會影響眼睛健康，因此早期發展出了乙

酸丁酸纖維素（Cellulose acetate butyrate, CAB）成為第一個透氧材質，但此鏡片 Dk 值仍不到 8，而且直徑大、因材料不穩定所以鏡片厚、容易變形及刮傷，現在已經沒有使用。為了提高透氧量，隨後研發出在 PMMA 中加了矽（Silicon）製造出現今使用的第一個 RGP 鏡片透氧材質：矽氧烷丙烯酸酯（Silicone acrylate, SA），Dk 值為 12。為了增加材質透氧度，因此持續在 PMMA 中添加更多的矽，但更多的矽使得鏡片變的更脆（易破）、易乾且容易在鏡片上留下沉積物，為了解決這些問題最後在鏡片中加入氟（Fluorine），就成為現在的氟矽氧烷／丙烯酸酯 GP（Fluoro-silicone/acrylate GP），此鏡片材質針對透氧性（Dk 約 40-100）、穩定性、抗沉澱和表面潤濕特性進行了優化，鏡片比 PMMA 柔軟但容易變形及刮傷。

貳、硬式隱形眼鏡的設計

一、基弧

　　一般會比角膜的中心曲率稍平，讓鏡片能在角膜上有足夠的滑動與鏡片下的淚液進行交換。對於遠視的配鏡者則需選用較陡的基弧，因為正度數的鏡片重心會往前移容易導致鏡片脫落。

二、周邊弧的曲率

　　鏡片周圍 20-35% 的範圍為周邊弧。周邊弧可分為球面與非球面兩種。球面設計有一弧、兩弧、或三弧；非球面設計的周邊弧則

是越往鏡片邊緣其曲率半徑越大越平。周邊弧的功能讓適當的淚液交換與角膜代謝的廢物排除，並幫助鏡片的中心定位及鏡片拿取。

三、中心厚度

遠視鏡片的中心較厚、重心偏前；近視鏡片的中心較薄或比周邊薄但重心反而偏後。鏡片太薄時容易有彎曲變形的情況，鏡片太厚時則鏡片容易往下偏位，所以中心厚度適中最好。

四、邊緣厚度

針對高度近視鏡片，鏡片邊緣厚度容易過厚，低度近視或遠視鏡片則鏡片邊緣容易過薄而易破裂，所以都必須經過處理來增加或減少鏡片邊緣的厚度已達到適當的效果。

參、配戴者的選擇

由於硬式隱形眼鏡的特性，選擇適合的硬式隱形眼鏡配戴是非常重要的，潛在配戴者包括：

1. 動機高，通常硬式隱形眼鏡需適應 2 週。
2. 想要大部分的時間都配戴隱形眼鏡（每週 5-7 天）。
3. 視覺品質要求高（屈光不正／散光）。
4. 有些許角膜散光及總散光，硬式隱形眼鏡可矯正大部分的角膜散光且視力比軟式清楚。但若角膜散光為逆散則鏡片定位難，舒適感及清晰度均下降。

5. 中到高度的度數，因異物感較大，因此低度數配戴者的配戴意願相對低。

肆、硬式隱形眼鏡驗配

儘管硬式隱形眼鏡有許多不同驗配理論，但基本原則：

1.光學（Optical）

⑴鏡片必須位於瞳孔正前方，且鏡片光學部分需比瞳孔大小稍大。

⑵在鏡片滑動時，鏡片光學區大多數面積皆需位於瞳孔前方。

2.生理（Physiological）

⑴鏡片必須僅給予支撐之角膜組織最小壓力。

⑵不正確之配戴或構造之鏡片可能會造成刮傷（Abrasions）、缺氧（Anoxia）及不舒適。

⑶鏡片需適當的移動，使鏡片下淚液能夠進行淚液交換。

儘管鏡片浮在淚液層上，但仍然會接觸（Touch）到角膜。理想情況下，此接觸應分散且大面積接觸。鏡片下淚液必須能夠進行交換，因此鏡片滑動為必要的，然而鏡片過度滑動會破壞鏡片之穩定性，降低光學清晰度，甚至造成機械性損傷或產生配戴不適。理想之配戴為鏡片與角膜輪廓緊密接近，但不限制淚液流動。

一、初始試戴鏡片參數選擇

在進行隱形眼鏡驗配前需檢查以下參數：

1. 眼皮構造，觀察眼皮鬆緊度及位置。
2. 垂直眼裂寬度（PA）及水平可見虹膜直徑（HVID）。眼瞼寬度有助於鏡片總直徑選擇，作爲基準值。
3. 亮及暗時的瞳孔大小，影響鏡片光學區直徑大小。
4. 角膜直徑及角膜曲率半徑。
5. 眼鏡度數或驗光度數作爲試戴片選擇參考。
6. 選擇隱形眼鏡所需的參數如下：(1) 鏡片大小／直徑（Size/Diameter）；(2) 鏡片基弧（Base curve）：角膜曲率 (K) 或角膜曲率半徑 (R)；(3) 隱形眼鏡度數；(4) 鏡片設計。

（一）後光學區曲率半徑／基弧選擇（Back optic zone radius / Base curve selection）

選擇一個接近角膜屈率的鏡片基弧使鏡片中心接近角膜中央，輕輕接觸或放置在角膜中心部分並有一個讓淚液能夠進入角膜中心位置（約 10-20μm）的空隙，此鏡片配適稱爲吻合配適（Alignment）。不同製造商之鏡片設計皆有些許不同，因此對於選擇初始鏡片之基弧標準也不盡相同，以下提供一些不同驗配指導方針，找出最接近角膜弧形設計之鏡片作爲一個好的開始。

根據角膜弧度儀或角膜地形圖，通常與最平的角膜弧度數值（平 K、Flat K）有關，若鏡片爲球面設計，則依照以下方式來選擇初次的試戴鏡片，此目的是爲了讓鏡片與角膜的兩個主軸都能盡量吻合。若爲非球面設計鏡片，則通常是選擇接近最平角膜弧度值

的鏡片，或比平 K 稍平的曲率半徑。

1. 選擇比角膜平 K 稍陡之基弧（Base curve, BC）作爲初始配戴 BC

    BC = 1/3 △ K + Flat K (Dioptre)

或

    BC = Flat K (mm) -1/3 K (mm)

2. 選擇比平均角膜弧度（Mid K）稍平之 BC，作爲初始配戴 BC

    BC = Mid K – 0.50 (D)

或

    BC = Mid K (mm) + 0.1 (mm)

3. 選擇比角膜平 K 稍陡之 BC，並參考角膜散光度數來作爲 BC 增加的量，以下兩個表格皆爲目前常用之對照表格，可依自己習慣選擇。若使用角膜弧度（K 值）修改記得換算成角膜曲率半徑（R 值）。

表格一

角膜散光	基弧
球面	平 K（又稱 ON K），或 K-0.25D
0.25-1.00	ON K，或 K＋0.25D
1.00-2.00	K＋0.50D
＞2.00	K＋△ K/3

表格二

角膜散光	基弧
0-0.25D	較平 K 平 0.05mm 或 0.25D
0.50-0.75D	平 K（又稱 ON K）
1.00-1.25D	較平 K 陡 0.05mm 或 0.25D
1.50-1.75D	較平 K 陡 0.10mm 或 0.50D
2.00-2.50D	較平 K 陡 0.15mm 或 0.75D
＞2.75D	考慮驗配散光鏡片

4. 使用製造商所設計之鏡片配戴指南。

注意：有些選擇比平均 K 陡至少 0.1mm，在配戴評估時發現鏡片與角膜中央出現螢光染色池（Fluorescein pool）時，可將鏡片改為較平 BC，使頂端間隙（Apical clearance）達到最小，此為找到理想鏡片之方法。

（二）鏡片直徑選擇（Lens total diameter selection）

鏡片直徑選擇時需注意配戴者的：

1. 眼皮型態。

2. 眼裂寬度。

3. 瞳孔大小。

4. 角膜直徑。

不同的配戴理念會影響到鏡片直徑之選擇。

瞼內配適
（Intra-palpebra
fitting）

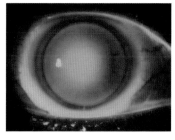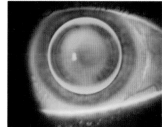

瞼間配適
（Inter-palpebra
fitting）

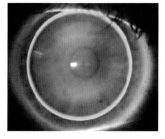

眼瞼接觸配適
（lid attachment
fitting）

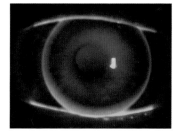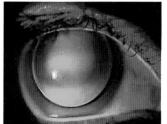

選項（一）：以眼瞼位置及特徵作爲選擇鏡片直徑之基準

眼瞼位置、張力及眼瞼鬆緊度皆會影響鏡片在角膜上的位置及最終配適型態，也會依不同眼瞼情況來決定選擇瞼間配適或眼瞼接觸配適。通常亞洲人眼瞼屬於眼裂寬度小、眼瞼緊、單眼皮，若選

擇眼瞼接觸配適就會需要大直徑鏡片，而若使用瞼內配適則會傾向使用小直徑鏡片。

眼瞼位置（鏡片直徑大小選擇）

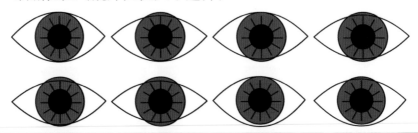

眼裂（Palpebral aperature, PA）狹長，上眼皮位於角膜最上部，未覆蓋到角膜	→ 選擇鏡片直徑 < 9.0mm，讓鏡片能穩定配戴在眼裂間
眼裂適中，且上眼皮覆蓋到角膜	→ 選擇鏡片直徑 > 9.4mm，讓上眼皮能覆蓋到鏡片
眼裂小，鏡片直徑小。眼裂大，鏡片直徑大。 眼瞼肌肉張力（眼皮緊度）：眼皮越鬆，直徑要越大。眼皮越緊，越會影響鏡片，所以直徑要越小	

選項（二）：以角膜弧度作為選擇鏡片直徑之基準

角膜平均直徑為 11.8mm ± 0.6，使用中尺寸 9.0mm 或 9.5mm 效果很好。大角膜通常角膜曲率較平，而比較平的角膜也同樣比較大，反之小角膜直徑角膜曲率較陡，較陡的角膜，其角膜直徑比較小。

- 角膜弧度較陡使用小直徑鏡片
- 角膜弧度較平使用大直徑鏡片

 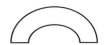

角膜弧度	鏡片直徑（及光學區直徑）
> 45D	小（8.8mm 到 9.0mm）
42-45D	中（9.2mm 到 9.4mm）
< 42D	大（9.6mm 到 9.8mm）

選項（三）：以公式及瞳孔大小作爲選擇鏡片直徑之基準

瞳孔需要在鏡片光學區內，大瞳孔需要大的鏡片光學區，而光學區越大的鏡片直徑也會跟著加大。

- (VVID + Pupil Max)/2 < TD < (VVID-0.5mm)
- TD = (HVID+VVID+Max Pupil Size)/3

VVID = Vertical Visible Iris Diameter 垂直可見虹膜直徑

HVID = Horizontal Visible Iris Diameter 水平可見虹膜直徑

Max Pupil Size 最大瞳孔大小

TD = Total Diameter 鏡片直徑

選項（四）：眼睛特徵與適合之鏡片直徑

眼睛特徵	鏡片直徑
亞洲眼皮特徵	大
大瞳孔（>8mm）	中／大
大角膜（>12mm）	大
小角膜（<10mm）	小
角膜陡（>47D）	小／中
角膜平（<39D）	中／大

典型的鏡片直徑（**TD**）／光學區（**OZ**）組合

鏡片大小	鏡片直徑／光學區
小	<9.0mm (7.0)
小-中	約 9.0-9.2mm (7.5)
中-大	約 9.5-9.7mm (8.0)
大	>9.7mm (8.5)

　　以下表格提供快速選擇初始鏡片之直徑，每家廠商所提供之數據皆有些許不同，因此下表數值可自行做變動。

眼裂寬度（P.A.）	鏡片直徑
大（＞11mm）	9.6mm 大
中（9-11mm）	9.2mm 中
小（＜9mm）	8.8mm 小
若角膜直徑＞12mm 或角膜曲率＜42.00D	用較大一號鏡片
若角膜直徑＜11mm 或角膜曲率＞44.00D	用較小一號鏡片

（三）後頂點度數預測（Anticipate the back vertex power, BVP）

　　預測後頂點度數需注意：

1. 眼鏡頂點到角膜平面之度數，即頂點距離度數

　　找出眼鏡之最佳球面度數，使用頂點距離換算表找出對應之隱形眼鏡度數，當頂點距離為12mm時，可使用下列4、6、8、10法則，快速預測。

眼鏡最佳球面度數	隱形眼鏡度數
4.00D 以下	不需考慮頂點距離
4.00-5.75D	最佳球面度數＋0.25D
6.00-7.75D	最佳球面度數＋0.50D
8.00-9.75D	最佳球面度數＋0.75D
10.00D	最佳球面度數＋1.00D

2. 配戴所選基弧的鏡片下淚液層情形

　　角膜與鏡片之間會形成淚液層，當角膜曲率與基弧有差異則會出現淚液層度數（淚鏡）。

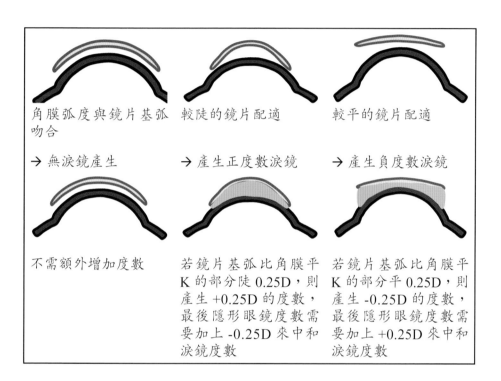

角膜弧度與鏡片基弧吻合

→ 無淚鏡產生

不需額外增加度數

較陡的鏡片配適

→ 產生正度數淚鏡

若鏡片基弧比角膜平 K 的部分陡 0.25D，則產生 +0.25D 的度數，最後隱形眼鏡度數需要加上 -0.25D 來中和淚鏡度數

較平的鏡片配適

→ 產生負度數淚鏡

若鏡片基弧比角膜平 K 的部分平 0.25D，則產生 -0.25D 的度數，最後隱形眼鏡度數需要加上 +0.25D 來中和淚鏡度數

3. 後頂點度數

　　將換算頂點距離後度數加上需中和的淚鏡度數，最終的度數即為後頂點度數。

4. 經驗法則決定鏡片度數（Empirical lens power determination）

BC ＜ 平 K→ 鏡片在角膜中央時，在鏡片周邊會使淚液產生楔型，因此在鏡片與角膜間形成負度數淚鏡	BC ＝ 平 K→ 此情形會形成平行配戴關係，因此淚鏡度數為 0 度	BC ＞ 平 K→ 此情形會使得鏡片在角膜上拱起，因此在鏡片與角膜間產生正度數淚鏡

＊此處 BC 指的是鏡片曲率

此淚鏡屈光度數為兩屈光表面之差值，當使用 mm 計算，則每 0.1mm 差值約等於相差 0.50D。

5. 試戴片度數選擇（Diagnostic lens power determination）

當試鏡片戴上後，可利用戴鏡驗光（Over-refraction）方式決定最終鏡片度數，戴鏡驗光可使用檢影鏡、插片或綜合驗光儀測量所測得知屈光度數加上試鏡片度數決定鏡片最終處方度數。

二、硬式隱形眼鏡鏡片設計選擇

球面 RGP 設計其鏡片中心區域成球形但逐漸向邊緣變平，因為角膜是非球面形狀，向角膜周邊變平，鏡片邊緣與角膜之間的間隙，這個空隙稱為邊緣翹角（Edge lift）或邊緣間隙（Edge clearance）。

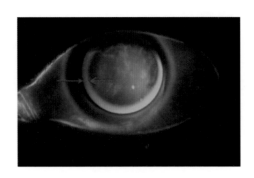

（一）硬式隱形眼鏡多弧度（邊緣曲率半徑及寬度）

光學中心直徑周圍可能有一（雙弧 Bicurve）、二（三弧 Tricurve）、三（四弧 Tetracurve / Quadcurve）或甚至四個（特製或圓錐角膜）周邊弧度。周邊弧度涵蓋鏡片外圍約 20-30% 面積，此弧度由鏡片中心 BCOR 逐漸往第二弧度或旁中心弧度到最外圈邊緣弧度變平，三弧（Tricurve）及四弧（Tetracurve）為最常見之設計。四弧設計通常為大直徑鏡片（> 9.2mm）。在兩個弧度之間會有一轉換區稱為接合區（Blend）讓兩弧度有緩衝，避免邊緣輪廓過於分明。可以請製造商特製淺（Light #1）、中（Medium #2）、厚（Heavy #3），厚的接合區會使鏡片變鬆，且會使光學區減少約 0.3mm。邊緣弧度在硬式隱形眼鏡驗配有三點重要的原因：

1. 鏡片滑動時避免刮傷角膜。

2. 提供淚液在鏡片與角膜間流動空隙，幫助角膜代謝排除。

3. 支撐鏡片，達到中心定位及鏡片位置穩定。

為了達到以上三點，理想鏡片軸向邊緣建議為 0.10-0.12mm，以提升配戴效果及舒適性。

⑴三弧設計（Tricurve）

- 第二弧：寬度 = BCOR+1.0mm/0.3 wide
- 邊緣弧：寬度 = SCOR+2.0mm/0.3 wide

例如：

- 鏡片直徑（OAD）：9.0 光學區直徑（OZ）：7.8
- BCOR：7.65/（7.8oz）
- SCR：8.65/0.3 或 8.65/8.4
- PCR：10.65/0.3 或 10.65/9.0 中接合區

⑵四弧設計（Tetracurve）

- 第二弧：寬度 = BCOR 平 0.8mm/0.3mm wide
- 旁中心弧：寬度 = SCR 平 0.8-1.0mm /0.2mm wide
- 邊緣弧：寬度 = ICR 平 1.0-1.5mm/0.2mm wide

（二）非球面硬式隱形眼鏡（Aspheric RGPs）

正常角膜之形狀為非球面，非球面鏡片即模擬角膜形狀，邊緣較中央平坦，其平坦的程度依 e 值來改變，e 值越大，鏡片由中心至邊緣平坦程度越多，配適方法通常選擇較大鏡片，較陡的基弧可以觀察到鏡片中心有淺淺螢光染色，在旁中心及邊緣間隙則有瀰漫染色。角膜散光小則選擇較平坦鏡片，以防止鏡片因與角膜非球面形狀吻合而吸附角膜。非球面鏡片可使用於中度角膜散光（1.5-3.0D），因為此鏡片有較好之接合區，能夠提升鏡片與角膜之間的關係。非球面鏡片通常僅有特定廠牌且有特定名字。

三、硬式隱形眼鏡材質選擇

評估時所用的鏡片材質應選擇與最終處方之鏡片材質相同。日戴型 RGP 材質透氧率（Dk）>50 包括矽丙烯酸酯（Silicone acrylates）和氟矽丙烯酸酯（Fluorosilicone acrylates），其中後者有潤濕度更好和沉積物較少等優點。

硬式隱形眼鏡材質的選擇多樣，最初為類似 "Hockey-Puck" 的按鈕，被削切成特殊形狀，弧度及度數。

影響鏡片效果及配戴成功之特性包括：

影響鏡片效果及配戴成功之特性包括：

材質型態：PMMA, SA, FSA, Hybrid	硬度（Hardness）
鏡片通透性（Lens permeability (Dk)）	折射率（Refractive index）
濕潤角（Wetting-Angle）	紫外線吸收（UV absorption）
比重（Specific gravity）	鏡片顏色（Lens colour）

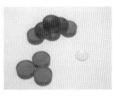

RGP 材質種類及分析

CAB	• Dk 4-8 • 第一個 RGP • 不太好 • 乙酸丁酸纖維素（Cellulose acetate butyrate）
丁基苯乙烯 Butyl-styrene	• Dk 25 • 鏡片折射率高 = 1.533 • 比重最低（0.95）
Silicone acrylate, SA	• Dk 12-60（低 - 中） • PMMA 爲主幹 • 矽 - 氧 - 矽鍵具柔軟度及可延展性：增加透氧性但降低硬度 • EG: Boston II, IV + Paraperm O2 EW + Alberta + Polycon II

優點	缺點
• 比先前的材質 Dk 值更高 • 硬度降低（較舒服） • 可以增加直徑	• 易有沉積物：矽成分 • 易刮傷 • 易破 • 耐熱 • 加強護理 • 柔曲 • 不穩定：角膜變形

Fluoro-silicone acrylates, FSA	• 因需要更多的氧 • Dk 40-100 • 在 SA 中加入氟 • EG: Equalens + Fluoroperm 60, 90 + Quantum +Alberta N-FL 表格如下

表格：

優點	缺點
濕潤性更好、抗沉積	相對容易刮傷

Perflourethers	• 獨特材質（Distinct material） • 已停產（Discontinued） • 成分：氟、氧、碳、氫
Fluorofocon	• 成分：全氟醚（Perflourether）+ PVP + MMA • Dk > 90

優點	缺點
• 中性表面電荷（Neutral surface charge） • 在眼中柔軟度高 • 折射率低 • 比重高	• 製作昂貴 • 潤濕性一般 • 變形

四、中心厚度選擇

鏡片中心厚度的影響：

1. 鏡片滑動，越厚滑動越大。

2. 鏡片穩定性，越厚越不穩定。

3. 舒適性，越厚異物感越重。

4. 傳氧性（Dk/t），厚鏡片傳氧差，造成角膜水腫等問題。

鏡片越薄，特別是邊緣設計越薄，能夠在眨眼時使眼皮及眼睛更為舒適。但應避免因鏡片太薄而導致鏡片在眼內破裂、曲折及彎

曲。因此低到中 Dk 值鏡片中心厚度之一般原則為：

鏡片度數	最小鏡片中心厚度	邊緣厚度
高負度數處方	0.11	正鏡片，邊緣 0.12
負度數處方	0.11	
-3.50	0.11	
-3.00	0.12	
-2.50	0.13	
-2.00	0.14	
-1.50	0.15	
-1.00	0.16	負鏡片讓眼皮接觸，以防鏡片下滑
-0.50	0.17	
Plano	0.18	
+0.50	0.19	
+1.00	0.20	
正鏡片處方	越薄越好	

高 Dk 材質鏡片厚度需增加 0.02mm
角膜散光每增加 1D 需增加 0.02mm

五、鏡片參數及材質選擇練習

右眼	測量內容	左眼
	角膜弧度數據（K reading）	
	基弧（Base curve）選擇	
	眼瞼結構（鬆緊等）	
	眼裂寬（Palpebral aperture, PA）	
	瞳孔直徑（Pupil diameter）	
	鏡片直徑（TD）選擇	
	鏡片設計選擇	
	光學區直徑／邊緣曲率 （Optic zone diameter/Peripheral curve）	
	材質選擇	

RGP 鏡片設計表單

瞳孔大小 （亮／暗）	水平角膜直徑	垂直眼瞼寬度	眼瞼鬆緊及特徵

經驗法則決定：鏡片直徑 _____

屈光度數：	眼睛度數	球面度數	散光度數

角膜弧度數值：	ΔK

經驗法則決定：鏡片基弧 _____

經驗法則決定：後頂點度數 _____

若鏡片基弧比角膜平 K 平：基弧為 _____ 及後頂點度數為 _____
若鏡片基弧與角膜平 K 相等：基弧為 _____ 及後頂點度數為 _____
預計使用之試鏡片：基弧為 _____ 及後頂點度數為 _____

所使用之試鏡片記錄於下方

設計／名稱	直徑	基弧	後頂點度數	顏色	其他

六、硬式隱形眼鏡驗配及評估

簡要硬式隱形眼鏡驗配流程如下：

1. 依據患者角膜弧度數值，選擇適合患者之鏡片並將該鏡片參數記錄下來。

2. 記錄鏡片類型與名稱、BCOR 直徑、度數及任何在外包裝可取得之鏡片特性（例如：中心厚度、材質、製造商等）。

3. 若對試鏡片參數有任何問題且時間允許情況下，使用曲率半徑測量儀（Radiuscope）確認鏡片之基弧。

4. 清洗鏡片後，將鏡片放入患者眼中約 15 分鐘，同時請患者保持下巴抬高眼睛向下看，以促進患者適應鏡片及減少淚液分泌。

5. 觀察任何可能影響鏡片配戴之特性以評估鏡片配戴情形。使用裂隙燈評估鏡片，光束使用寬條平行光，角度維持約 30°- 60°，光強度需調整至最小可觀察亮度，以免造成「光眩目」（Light dazzle）及反射淚液分泌過多。當使用藍色濾片評估時則將光束調寬，燈光亮度調整至最大。在觀察螢光染色型態時，可搭配黃色 Wratten 濾光片評估。

6. 使用 Burton 燈評估鏡片並與裂隙燈評估相比較。

7. 確定鏡片配戴評估是否為最佳配適（Alignment fit）。

8. 確定鏡片是否呈現理想配戴特性。

（一）螢光染色（Instillation of fluorescein）

螢光素鈉（NaFl）染色是硬式隱形眼鏡配戴評估相當重要的步驟。NaFl 為一簡單化合物，本身無活性且對人體無傷害，當此化

合物暴露於藍光或接近 UV 光時會發出深黃綠色螢光，此特性能協助評估硬式隱形眼鏡實際配戴狀況，及評估介於鏡片及角膜之間之淚液情形，螢光深度取決於淚液染色的量，淚液層越厚顏色越深，黑色區域表示無螢光素鈉存在。

　　讓鏡片戴在角膜上有足夠時間（約 10-20 分鐘）讓眼睛適應鏡片，並避免過多淚液分泌。過多的淚液分泌會使螢光染色劑被沖洗掉。使用幾滴食鹽水將螢光染色試紙沾濕，並染色於患者球結膜部分，此時請患者眨眼讓被螢光染色之淚液循環至鏡片下方。由於螢光素容易被綠膿桿菌（Ps. Aeruginosa）汙染，因此在染色處理時需格外小心，通常使用單次劑量單位方式儲存或染色試紙在製造時使用放射光消毒。

1.螢光染色型態

　　螢光染色型態（NaFl patterns）改變取決於鏡片在角膜上移動情形、改變凝視方向、淚液情形、配戴時間及角膜改變，評估鏡片在角膜中心位置時的螢光染色顯示出鏡片與角膜之間的關係。若鏡片無法位於角膜中央，則需使用眼皮推動並固定鏡片於中心位置。在前章節選擇適合配戴者的鏡片後，讓配戴者戴上此鏡片並進行配適評估。配戴鏡片之前先告訴病人當鏡片放到角膜上時的感覺（會流眼淚、異物感很重等）。鏡片剛戴上後，請病人先睜開眼睛維持向下注視。剛放上去就一直眨，鏡片容易掉出，且異物感重。往下看時上眼皮觸碰到鏡片少，使異物感降低。要先等反射性的流淚停止（大約 5-10 分鐘）再開始評估鏡片，達到一定程度的適應大約需要 30 分鐘，鏡片最好在鏡片的凹槽滴上濕潤液（Wetting agent）再戴，可以在鏡片與角膜間形成一層保護膜以減

少異物感。

（二）試片配適評估方式

1.動態評估（Dynamic fitting characteristic）

評估鏡片與角膜的相互關係、眨眼時鏡片的位置。鏡片剛戴上後請病人先睜開眼睛維持向下注視直到慢慢適應。慢慢適應後再請配戴者睜眼直視前方、眨眼時觀察鏡片的位置、滑動、淚液在鏡片下交換情形及穩定度（眨眼後鏡片恢復）。

評估項目包括：

⑴中心定位／偏位

- 看是否在中心偏位：偏高／偏低，側邊偏位：鼻側／顳側，以 mm 單位來測量水平和垂直，並記錄往哪個方向偏位。
- 穩定度：鏡片眨眼後的移動方向及位置是否一致。
- 與眼皮的關係（眼皮接觸／在兩眼皮之間）。

⑵眨眼滑動量

- 包括直視前方眨眼後鏡片垂直滑動量，觀察鏡片下緣，使用 mm 記錄。

⑶鏡片穩定型態

- 鏡片有無平滑且垂直滑動或不滑動、有無頂點旋轉、眼皮接觸或兩次滑動。

2.靜態評估（Static fitting characteristics）

顯示鏡片與角膜弧度之間的關係、判斷鏡片在角膜中心的情形（可能需要輕推鏡片）、但無眼皮或眨眼。評估正位時的鏡片位置

應：

(1)注意鏡片中心是否在角膜中心，若無則需利用下眼瞼將鏡片推到中心。

(2)無眼皮干擾，必要時將眼皮撐開。

(3)螢光染色及鈷藍燈，需要時可搭配 Wratten 12 濾片增加對比，評估角膜與鏡片間的淚液厚度及相互關係。

靜態評估主要分為 3 個區域，分別為中心區（Central zone）、中心周圍區（Mid peripheral zone）、邊緣區（Peripheral zone）。若觀察到區域為黑色，表示鏡片接觸到角膜或有大氣泡，若為螢光綠表示鏡片沒有接觸到角膜，需觀察水平和垂直的方向。

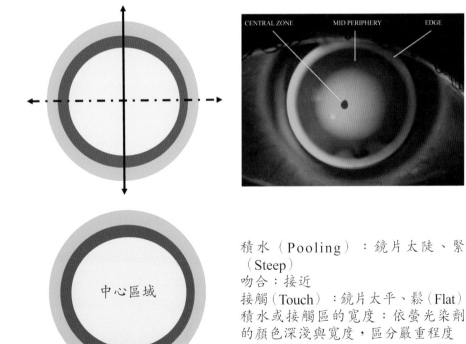

中心區域

積水（Pooling）：鏡片太陡、緊（Steep）

吻合：接近

接觸（Touch）：鏡片太平、鬆（Flat）

積水或接觸區的寬度：依螢光染劑的顏色深淺與寬度，區分嚴重程度

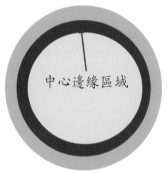

接觸：輕微、中等、重度壓迫
理想：輕微接觸
充滿螢光染色
（注意：螢光染色不應該在中心邊緣區域積水）

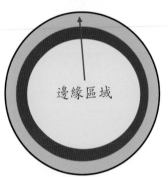

邊緣、邊緣翹角、軸向邊緣間隙（AEL）：邊緣寬度和淚液儲存深度
寬度：窄、適中或寬，看顏色的寬度，越翹角越寬
顏色深度：一點點，適中或過度
軸向邊緣間隙（Axial edge clearance, AEC 或 Axial edge ligt, AEL）：指鏡片頂點到角膜表面的淚液空間

3.最佳配戴情形（The optimum alignment fitting）

⑴當鏡片 BCOR 與角膜表面中心平行。

⑵螢光染色型態為平均且薄黃綠色。

⑶中心周圍（Mid-Peripheral）部分染色會稍微偏黑，表示鏡片與角膜輕觸。

⑷外圍邊緣會出現偏綠的環，表示淚液能在鏡片下進行交換，稱為周邊間隙（Perpheral clearance）。

⑸另一方法為確認淚液層是否有與光學區平行。

⑹靜態配適不錯者一般動態評估也會不錯。好的穩定性可以有好的視力、舒服及淚液交換。

鏡片 BCOR 與光學區之間的關係：

鏡片 BCOR 比角膜曲率半徑小（陡）

鏡片 BCOR 比角膜曲率半徑大（平）

	方法及技巧	理想配戴	可能發現
動態評估：觀察眼睛移動時，鏡片與眼睛之間的關係			
1. 位置	觀察配戴者初始位置（即直視前方），且需完全眨眼，記錄患者多次眨眼後最多次鏡片所在位置	中心定位：若鏡片被上眼皮夾住，則鏡片偏上 光學區需覆蓋瞳孔	中心／偏心（方向及偏移量）
2. 移動（Movement）1° gaze	每次眨眼時鏡片垂直移動的情形。例如：順暢度，鏡片滑下來的速度，橫向移動	1.0-2.0mm 平順且垂直移動	不足／好／過量 垂直／水平
有無淚液交換	在配戴者眨眼時，淚液在鏡片下流動情形	適當的淚液交換	有／無淚液交換
側邊凝視	眼睛在左右移動時，鏡片有無在角膜上	鏡片無移出角膜	穩定／偏移超過角膜

	方法及技巧	理想配戴	可能發現
靜態評估：透過眼皮推動鏡片，鏡片回復到角膜中心之情形			
3. 螢光染色型態 • 中心 Central • 旁中心 Mid-periphery • 邊緣翹角 Peripheral edge lift (Axial EL)	當鏡片在中心位置時，鏡片與角膜之間的關係。使用螢光染色評估中央至周圍三個區域。注意角膜主徑線是否有相同模式	與角膜對齊輕觸碰邊緣間隙寬翹腳約 0.12mm 綠色＝淚液在鏡片與角膜之間	螢光染色觀察 Pooling/alignment/Touch 邊緣接觸寬/窄
光切片（Optic Section）	使用白光及光切片照射法觀察螢光染色之淚液層		
4. 大小	觀察角膜直徑與鏡片大小是否合適，眼皮位置/開口大小，光學區有無覆蓋瞳孔	完美配適：鏡片約比角膜小 2mm	鏡片太大/太小—瞳孔覆蓋差
5. 表面品質	使用白光，觀察表面及邊緣有無刮傷，鏡片表面有無損壞，可否看到鏡片記號等	表面乾淨且濕潤	刮痕/蛋白質，脂質沉積/缺損/鏡片記號
6. 檢影鏡反射光品質	客觀檢查是否需要戴鏡驗光（Over-Refraction）及觀察鏡片及眼系統光學品質情形	鮮明的檢影鏡反射光	殘餘散光度數/反射光模糊
7. 角膜弧度儀角膜反射光圈品質	透過反射光情形來觀察角膜表面品質，若鏡片扭曲變形則可以觀察到角膜散光出現	球面 RGP 會觀察到球面 K 值（H＝V）	不規則反射光/散光/球面反射光/扭曲/完整反射光

七、較平及較陡鏡片配適特徵

（一）配戴較平鏡片

1. 當鏡片的 BCOR（mm）較角膜曲率半徑（mm）大，會觀察到鏡片壓平角膜或鏡片觸碰到角膜，此現象稱爲較平的配戴關係（Flat fitting relationship）。
2. 靜態評估特徵包括
   ⑴鏡片頂端觸碰（或支撐），角膜中央接觸鏡片。
   ⑵中心邊緣區有間隙，螢光染色多。
   ⑶翹角間隙（Axial edge clearance, AEL）較高及寬。
3. 動態評估
   ⑴中心偏位 > 0.5mm。
   ⑵鏡片容易偏心，可能往上跑或往下跑。
   ⑶鏡片過度滑動（> 1.75mm），速度時快時慢。
   ⑷頂端旋轉／天鵝潛水型（Swan-Dive）移動。
   ⑸過多眼皮接觸。
   ⑹過度滑動可能會引起不適感與不穩定的視力，也可能造成結膜染色。

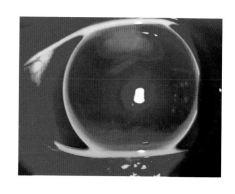
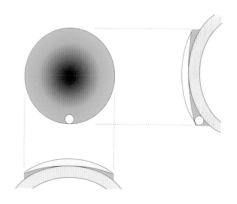

（二）配戴較陡鏡片

1. 當鏡片的 BCOR（mm）較角膜曲率半徑（mm）小，會觀察到鏡片拱在角膜上，此現象稱爲較陡配戴關係（Steep fitting relationship）。

2. 靜態評估特徵包括
   (1) 鏡片與角膜中心有間隙，中央積水多。
   (2) 中心邊緣區接觸鏡片（或支撐）大。
   (3) 邊緣區狹窄，翹角間隙（Axial edge clearance, AEL）較低及短。

3. 動態評估
   (1) 中心定位＜0.5mm，鏡片不太會動，所以定位佳。
   (2) 鏡片定位良好或偏下。
   (3) 上眼皮接觸到鏡片。
   (4) 滑動的大小有限＜1mm，鏡片會在垂直方向滑動慢。
   (5) 滑動少、偏快，可能引起角膜染色和變形。
   (6) 假如角膜散光高，滑動會很不穩定。

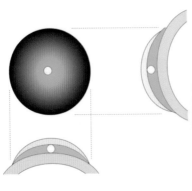

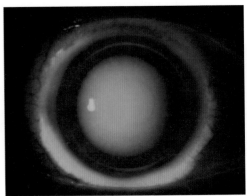

4. 若鏡片過平或過陡，校正鏡片基弧越能提高整體配適結果。

淚液層中央橫切面圖（可使用光切片照射法觀察）

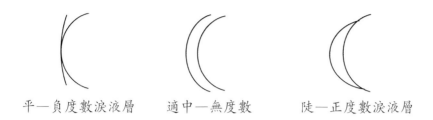

平—負度數淚液層　　　適中—無度數　　　陡—正度數淚液層

（三）柔曲及散光角膜（Flexure & Astigmatic Corneas）

若鏡片剛性不足或太薄，眨眼時可能會使鏡片彎曲更接近角膜形狀，此彎曲現象即稱爲柔曲（Flex）。柔曲常發生於角膜散光的配戴者上。

1. 柔曲通常發生於
   ⑴ 過薄鏡片。
   ⑵ 高 Dk 值鏡片。
   ⑶ 光學直徑大。
   ⑷ 配戴較陡之鏡片。

2. 減少柔曲
   ⑴ 增加鏡片中心厚度。
   ⑵ 使用較低 Dk 材質鏡片。
   ⑶ 配戴較小直徑鏡片。
   ⑷ 配戴較平弧度之鏡片。

3. 柔曲測量

(1) 使用角膜弧度儀測量配戴 RGP 鏡片之角膜，且測量出散光值。

(2) 測量數據爲球面則不存在柔曲。

(3) 鏡片變形、鏡片處理過於粗魯或溫度過高皆可能造成鏡片產生柔曲及變形問題。此時使用曲率半徑測量儀（Radiuscpoe）測量鏡片基弧會發現反射光圈模糊、不清楚或聚焦時各個方向無法同時清晰。

（四）視覺與殘餘散光（Vision and Residual Astigmatism）

配戴球面 RGP 鏡片可矯正或中和大多數的角膜散光（△K）。殘餘散光（Residual astigmatism, RA）爲眼睛經過球面鏡片矯正後所剩的散光。

殘餘散光（RA）＝眼鏡散光 – 角膜散光

當配戴球面鏡片時產生大量不良的殘餘散光會造成視力下降，在此情況下該考慮使用其他替代之隱形眼鏡。有無殘餘散光出現可經由經驗法則及戴鏡驗光評估來得知，戴鏡驗光評估之優點爲可得知是否發生柔曲或患者能否忍受少量的殘餘散光。

八、臨床運用要點

（一）試戴後發現需要修改鏡片基弧

基弧每改變 0.05mm 約等於改變 0.25D 的度數，因爲改變硬

式隱形眼鏡弧度會導致淚鏡度數改變。例如：鏡片為 7.70/-2.00D（VA:6/6），欲改變其基弧為 7.75，則會造成負度數之淚鏡，因此需要加入 +0.25D 的度數來中和，因此最終處方為 7.75/-1.75。註記：SAM FAP 來記住 Steeper Add Minus, Flatter Add Plus（變陡加負，變平加正）。

（二）在試戴後發現需要修改鏡片直徑

　　每改變 0.5mm（光學區）直徑約等於改變 0.25D 的度數，光學區直徑每加大 0.5mm 則會造成鏡片陡 0.25D，而每減少 0.5mm 則會造成鏡片變平 0.25D。若需要將鏡片加大或縮小，需一同改變其鏡片基弧，以維持相同之鏡片中心配戴特性。例如：決定將鏡片直徑由 9.0（7.8oz）改變成 9.5（8.3oz），則需將鏡片基弧變平 0.05mm（0.25D）。

（三）改變鏡片規格對配戴之影響

　　1. 改變硬式隱形鏡片規格
　　　⑴ 影響鏡片其他參數，例如：改 BOZR 同時中心邊緣區及
　　　　 邊緣區的弧度也會跟著改變。
　　　⑵ 鏡片配戴的特性（靜態和動態評估）。
　　　⑶ 生理上的反應，例如淚液交換、氧氣傳導、角膜壓力等。
　　　⑷ 病人主觀反應，例如視覺清晰度、舒適度等。
　　2. 鏡片直徑修改
　　　⑴ 鏡片中心定位（直徑越大，中心定位越好）。
　　　⑵ 角膜覆蓋範圍特別是 3 與 9 點鐘方向。若 3 與 9 點鐘方

向有染色，可以改變邊弧設計及鏡片直徑來改善。

⑶滑動／鬆緊度，直徑越小鏡片越鬆。

⑷淚液交換，鏡片越大，滑動越少，淚液交換越少。

⑸眼皮互動，鏡片越大與眼皮的互動越多。

⑹舒適度，鏡片越大舒適度越好。

改變鏡片直徑還會改變鏡片中心重量、邊緣弧度寬度、邊緣翹角、邊緣設計。鏡片直徑及背面光學區（BOZD）越大，中心光學區越陡，配適變緊，中心定位（Centration）增加，鏡片直徑與BOZD越小，中心光學區越平，配適變鬆，增加偏位。

（四）鏡片直徑與光學直徑改變（Diameter & Optic Diameter Changes）

當有兩相同 BCOR 鏡片時，較大直徑及光學區之鏡片比較小鏡片來的陡峭，因為較大鏡片具有較高之矢狀高度（Sagittal hight）。若僅需改變鏡片直徑即可達到理想的鏡片與角膜配戴關係，則需改變基弧以避免因加大鏡片直徑（OZ）造成較陡的配戴情形或減少鏡片直徑造成較平之鏡片配戴情形。

直徑每改變 0.5mm　　∝ 0.25D BC *改變*
　　　　　　　　　　　∝ 0.05mm BC *改變*

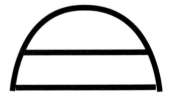

九、RGP 鏡片驗配常見之問題與修正方式

客觀發現／症狀	可能造成	處理方式
滑動過度：患者的不適感與不穩定的視力，也可能造成結膜染色	• 鏡片太鬆 • 異物及淚液過多 • 球面或散光鏡片	• 確認螢光染色型態 • 確認鏡片及邊緣 • 散光後散／邊緣
無移動：會引起角膜染色和變形	• 鏡片太大及／或鏡片太陡	• 降低鏡片大小及光學區直徑 • 基弧變平
因眼皮造成鏡片偏位	• 邊緣過厚 • 鏡片太大 • 鏡片太平	• 減少邊緣厚度 • 減少鏡片大小 • 基弧變陡
鏡片中央有氣泡	• 鏡片太陡或太大	• 基弧變平
鏡片中央積水（Pooling），外圍接觸（Touch）角膜	• 基弧太陡	• 基弧變平
中央接觸角膜	• 鏡片太平	• 基弧變陡
邊緣翹角過多：可能會造成鏡片異物感增加、干擾眨眼、角膜脫水	• 邊緣弧度太平或太寬	• 邊緣弧度變陡 • 減少寬度
邊緣翹角間隙不足：可能會造成鏡片吸緊角膜、鏡片無空隙、淚液交換不足	• 邊緣弧度太陡或太窄	• 基弧或邊緣弧度變平
H 圖形	• 角膜逆散度數高	• 若需要，使用散光鏡片
微小點狀角膜（Fine corneal stipple）	• 邊就 • 缺乏循環	• 基弧變平 • 減少光學區 • 清潔鏡片
角膜（齒狀）刮痕（Zig-zag corneal pattern）	• 鏡片下有異物	• 清潔鏡片

客觀發現／症狀	可能造成	處理方式
3 點鐘與 9 點鐘位置染色	• 邊弧太平／太陡 • 鏡片大小不適合 • 邊緣過厚 • 眨眼過少	• 旁中心弧度或邊弧變陡 • 基弧變平 • 邊緣變薄 • 增加眨眼次數
鏡片掉出來	• 鏡片太小 • 基弧太平	• 加大鏡片 • 鏡片變緊
鏡片位置在水平方向	• 角膜為逆散 • 基弧太平 • 鏡片太小 • 角膜頂點偏移	• 基弧變陡及減少光學區 • 使用散光鏡片 • 基弧變陡 • 增加鏡片直徑 • 使用大鏡片
鏡片位置持續在上方，且眨眼也不會掉落，患者可能會覺得有光暈的問題，且可以看到鏡片	• 鏡片太平 • 邊緣太厚（高負度數） • 鏡片過大導致眼皮接觸過多 • 邊弧太平／太寬 • 鏡片太薄，太輕	• 基弧變陡 • 訂製周邊正鏡片設計 • 減少鏡片直徑 • 後中央弧度變陡或縮小鏡片直徑 • 增加中心厚度
眨眼後鏡片位置過低，患者可能會覺得眨眼後視力變化很大，可以看到鏡片	• 鏡片過小 • 鏡片太厚（太重） • 鏡片太平（向下飄移） • 鏡片太陡（快速掉落）	• 增加鏡片大小，以附著到眼皮 • 降低厚度 • 使用周邊負鏡片 • 改變材質以降低比重 • 鏡片變陡 • 基弧變平
鏡片有黏膜	• 鏡片有刮痕 • 鏡片上有沉積物	• 鏡片表面拋光，換鏡片 • 使用清潔劑／去蛋白酵素

客觀發現／症狀	可能造成	處理方式
一戴上，鏡片表面濕潤度差，會發現剛戴上視力差或視力浮動	• 製造商問題 • 鏡片沾有含綿羊脂成分的產品 • 淚膜出現水珠或霧面	• 使用離子體去除清潔劑 • 事先浸泡鏡片
配戴一段時間，鏡片表面濕潤度差，發現視力逐漸下降	• 不遵守清潔 • 使用綿羊脂乳液／肥皂 • 淚液品質／量差 • 使用藥物 • 鏡片上有黏蛋白薄膜 • 乳突狀突起	• 鏡片護理再教育及在配戴前避免使用羊脂乳肥皂 • 使用去脂質酵素
屈光度數異常改變／鏡片移除後戴眼鏡看不清楚	• 鏡片太平／太陡 • 角膜塑形／變形	• 基弧改變 • 若角膜高度逆散，考慮使用散光鏡片
視覺出現光暈（暗室）	• 鏡片偏心 • 光學區直徑過小	• 若需要，修改基弧 • 增加光學區直徑，增加鏡片直徑

作業練習

試畫出以下角膜配戴各種不同規格之鏡片之螢光染色圖形

順散（With-The-Rule, WTR） BCOR 與角膜平 K 相等　BCOR 與角膜陡 K 相等（即較平K陡）

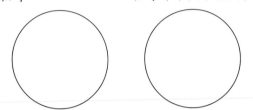

較平之鏡片（即較平 K 更平）　較陡之鏡片（即比陡 K 更陡）

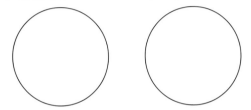

逆散（Against-The-Rule, ATR） BCOR 與角膜平 K 相等　BCOR 與角膜陡 K 相等（即較平K陡）

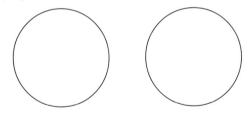

較平之鏡片（即較平 K 更平）　較陡之鏡片（即比陡 K 更陡）

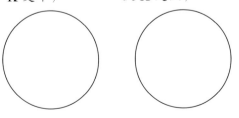

硬式隱形眼鏡配戴評估表

設計／名稱	直徑	基弧	後頂點度數

屈光狀態		
隱形眼鏡視力：	戴鏡驗光：	隱形眼鏡之最佳矯正視力：

隱形眼鏡配適特徵

位置：
☐中央　　☐偏上　　☐偏下
☐鼻側　　☐顳側（☐輕微／☐過多）
鏡片位置：水平（N／T）＿＿＿＿＿＿mm
　　　　　垂直（S／I）＿＿＿＿＿＿mm

直視時，鏡片移動評估
- 移動：☐垂直／☐斜向／☐頂點旋轉
- 眨眼後鏡片垂直移動＿＿＿＿＿mm／☐有上眼瞼影響
- ☐平滑移動／☐跳躍
- ☐一段式移動　　☐二段式移動
- 淚液交換：☐適當／☐受到限制
- ☐停留在輪部內側／☐移動超過輪部
- 瞳孔有無在光學區內：☐有　　☐無
- 眼睛橫向移動：☐停留在輪部內側／☐移動超過輪部
- 眼瞼互動：☐明顯／☐眼瞼接觸／☐極小
- 鏡片直徑／光學區尺寸：☐太小／☐可接受／☐太大

鏡片整體狀態：☐佳／☐可接受／☐差

螢光染色型態：

中央：□中央積水（Pooling）/□適中（Alignment）
　　　/□中央接觸（Touch）
　　　（□輕微/□適中/□過度）

旁中心：□積水（Pooling）/□接觸面積寬（Touch）
　　　　（□輕微/□適中/□過度）

邊緣寬度（空隙）：□寬　□適中　□窄＿＿＿＿＿mm

邊緣翹角：□高（過多）/□適中/□低

　　　　　　　　　　　　　繪出所觀察之螢光染色情形

鏡片基弧是否接近吻合配適型態？　是/否

鏡片表面品質：

記號：＿＿＿＿＿/刮痕/濕潤度低/有沉積物/其他：＿＿＿＿＿

整體配適評估：

最終決定處方

設計/名稱	直徑	基弧	後頂點度數

臨床硬式隱形眼鏡驗配記錄表

患者姓名：＿＿＿＿＿＿＿＿　　患者文件編號：＿＿＿＿＿＿＿＿

日期：　　　　　　　　　　　驗光師：

病史　　　　　　　　　　　　慣用眼鏡處方

初始視力：　　　　　　　　　其他檢查：

屈光度：　　　　　　　　　　VA

角膜弧度：　　　　　　　　　角膜散光

角膜反光（Mire）品質

瞳孔大小	角膜直徑	眼裂寬（PA）	眼皮鬆緊

裂隙燈檢查

眼瞼／睫毛

球結膜

瞼結膜

角膜

前房隅角（A/C）

虹膜

淚液破裂時間／淚液品質

試戴鏡片評估

試鏡片參數

配戴鏡片之視力

戴鏡驗光 & 視力
（球面 - 散光／最佳球面）

隱形眼鏡配戴評估

意見及修正

Part A

試鏡片處方：(1)＿＿＿＿＿＿＿＿ 及 BC＿＿＿＿＿＿＿＿

戴鏡驗光：(2)＿＿＿＿＿＿＿＿

隱形眼鏡處方 (1 + 2) | (a) ＿＿＿＿＿＿＿ | 及 BC(b) | (b) ＿＿＿＿＿＿＿＿ |

若需修改試戴鏡片處方請參考以下步驟：

Part B：若需改變鏡片之 BC

理想的 BC(3)＿＿＿＿＿＿＿＿

理想的 BC 與試鏡片 BC 之淚鏡度數改變量(4)＿＿＿＿＿＿＿＿＿

最終處方：(a)-(4) | (c) ＿＿＿＿＿＿＿ | 及理想 BC | (3) ＿＿＿＿＿＿ |

Part C：若必須改變鏡片光學區直徑，則利用直徑調整原則進行

同樣測量左眼以上數據

利用 (a)&(b) 或 (c)&(3) 來完成以下表格，使用實際配戴檢查得到患者最終隱形驗鏡參數

材質 *	顏色 *	BC^	度數 ^	DIA (OZ)^	設計／邊弧	中心厚度 *
OD						
OS						

* 鏡片參數可與配戴之試戴片不同
^ 鏡片參數需利用驗配分析來修改鏡片

經驗法則（Empirical Calculation）：比較利用經驗法則計算與最終配戴檢查鏡片之結果

Part A

若鏡片與平 K 相同，BC 爲 (i)＿＿＿＿＿＿＿

淚鏡度數爲　　　　　　　Plano

處方度數爲　　　　　　　(ii)＿＿＿＿＿＿＿

Part B

記錄使用實際驗配測量之 BC(iii) | (b)/⑶ |

(i) 及 (iii) 之淚鏡度數差 | (iv) |

處方度數爲 (ii)-(iv) | (v) |

確認實際驗配所測量之結果與經驗法則計算之結果有無相符合。

伍、進階硬式散光隱形眼鏡──前後表面、雙散及第二邊弧散光

　　當硬式球面隱形眼鏡鏡片無法與角膜有合適的匹配，例如：當鏡片無法良好的配戴在有散光的角膜上、造成機械式損傷、出現不穩定的配戴及球面鏡片無法提供正確的散光度數矯正（眼鏡散光 ≠ 角膜散光）使得視覺品質下降時，就會建議配戴散光 RGP 硬式隱形眼鏡。中度或高度之角膜散光的配戴者在配戴球面鏡片時會產生一些問題：

1. 戴鏡模糊─因角膜翹曲變形（Corneal warpage）。
2. 沿著較陡角膜主徑線方向出現過度周邊間隙。
3. 因鏡片在較陡主徑線上搖晃使得配戴不舒適。
4. 鏡片沿著較平主徑線出現中段至周邊染色。
5. 鏡片中心定位差（因眼皮鬆所致）。
6. 因高 Dk 材質導致的鏡片柔曲。
7. 3 與 9 點鐘染色。
8. 殘餘散光（Residual astigmastim）> 1.00D。
9. 誘發散光。

一、計算角膜殘餘散光（Calculated Residual Astigmatism, CRA）≅ 0

　　在配戴球面 RGP 進行戴鏡驗光時發現的未矯正之散光即稱為殘餘散光，可能為生理上的（水晶體）或鏡片引起的，眼睛散光組成 = 晶體散光 + 角膜散光，預測及計算殘餘散光 = 眼鏡散光 − 角

膜散光，通常認為是內部的散光，也就是來自水晶體的散光。殘餘散光通常為逆散（ATR），但實際的殘餘散光需要戴上 RGP 搭配球面－散光的戴鏡驗光來測量。當角膜散光與眼整體散光相等（大約與眼鏡散光相似），此時計算的殘餘散光趨近 0。使用球面 RGP 鏡片即可達到很好的視力，當殘餘散光 > 0.75D 即為顯著的散光，而斜散最難驗配，再來是逆散，順散（WTR）最好驗配。

　　當發現有顯著的殘餘散光時該如何處理呢？答案是可以將散光度數加到 RGP 的前表面，此時鏡片後表面為球面，這種設計稱為前表面散光設計鏡片（Front surface toric RGPs）。但隱形眼鏡鏡片會隨意在角膜上旋轉而影響視覺清晰，因此需要將鏡片底部增加 1.5-2.0 的稜鏡基底朝下，此方法稱為稜鏡垂重法（Prism ballast），但因為底部邊緣變厚鏡片碰撞到下眼瞼。有的設計會將鏡片底部截斷，來幫助鏡片穩定並使鏡片能維持在下眼瞼上方，此方法稱為截邊法。

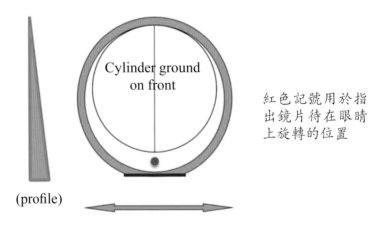

Cylinder ground on front

(profile)

紅色記號用於指出鏡片待在眼睛上旋轉的位置

　　前表面散光設計鏡片用於矯正使視力明顯下降之殘餘散光，而鏡片後表面保持球面設計，鏡片直徑通常選擇中等直徑，配適為比

吻合（Aligment）稍平，通常鏡片會稍偏下。適用於當配戴者為：

1. RGP 鏡片配適良好，但有殘餘散光出現。

2. 不適合配戴軟式散光隱形眼鏡者。

3. 配戴者要求透氣性更高之鏡片則適合使用前表面散光設計鏡片。

如果配戴者有較高的散光但雙散與後散驗配上可以相當複雜，因此若在角膜散光介於 1.50D-2.75D 之間，在驗配雙散 / 後散有兩個方案可供考慮。

1. 非球面硬式隱形眼鏡（Aspheric RGP）。

2. 周邊散光鏡片（Toric secondary peripheral curves, TSP）

　⑴ 又名 Toric Flange。

　⑵ 鏡片中央基弧為球面。

　⑶ 創造一橢圓形的接合處。

　⑷ 通常後光學區直徑小。

　⑸ 周邊散光可使用特殊設計或加入其他特殊設計。

　　Example: TSP 0.4, TSP 0.6, TSP 0.8, TSP 1.0, TSP 1.2 and higher

　　Examples

　　　　C2: 7.6:6.5/ $\dfrac{8.8:9.20}{8.2}$

　　　　C4: 7.9:6.5/ $\dfrac{8.9:7.5}{8.1}$/ $\dfrac{9.9:8.5}{9.1}$/ $\dfrac{12.5:9.50}{11.7}$

二、周邊散光鏡片

　　周邊散光鏡片適用於低中度角膜散光、角膜邊緣散光較高者、角膜中央使用球面鏡片就有很好的視力、周邊或邊緣配適差、中心定位差。此設計的鏡片用以改善：鏡片中心定位、穩定性、滑動及淚液交換。

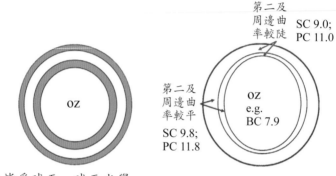

第二及周邊曲率較陡 SC 9.0; PC 11.0

第二及周邊曲率較平 SC 9.8; PC 11.8

OZ e.g. BC 7.9

周邊曲率皆為球面，球面光學

三、後表面散光及雙散（Back Surface Toric and Bitorics）

　　當角膜有高度散光形狀，能夠設計出符合角膜散光形狀之鏡片是非常重要的。雙散及後散鏡片通常用於角膜散光大於 2D 之規則散光，需依據患者屈光不正計算結果之每個主徑線（Meridian）的 BVP（後頂點度數）及基弧。

（一）RGP 後散試片基弧選擇

角膜散光	較平的散光軸（Flat K）	較陡的散光軸（steep K）
2.00D	ON K	0.50D Flat
2.50D	0.25D Flat	0.50D Flat
3.00D	0.25D Flat	0.50D Flat
3.50D	0.25D Flat	0.75D Flat
4.00D	0.50D Flat	1.00D Flat

例如：平 K = 44.62D/7.55mm ，陡 K = 47.50D/7.10mm，此時平 K（R1），選擇與平 K 相同的基弧 7.55mm，無造成淚鏡度數，陡 K（r2）選擇比陡 K 平 0.1mm 的基弧 = 7.10 + 0.1 = 7.20，形成 -0.50D 淚鏡。

通常角膜散光驗配如有精準的 K 值及屈光度數，大部分都可以驗配很好，而試鏡片用於確認直徑、動態評估、尋找吻合鏡片及確認 OR（及 RA）。若無散光試戴片，可使用兩球面鏡片分別確認兩個軸度度數，但試鏡片必須不會造成角膜柔曲。

當含有兩個基弧（後表面為散光）之硬式隱形眼鏡配戴於角膜上，可能會因鏡片與淚液邊界折射率差異而造成散光出現。此誘發散光（Induced astigmatism, IA）量取決於鏡片材質的折射率及兩基弧之差距，若所誘發散光與晶體散光相等，且方向相反（軸位相反）則鏡片前表面為球面設計（後表面為散光），否則需要使用雙散鏡片（前後表面皆為散光設計）。誘發散光的計算，在較平的主徑線誘導出負度數散光。散光度數與鏡片材質折射率有關，較高折射率之材質會誘導出較高的度數，常見之 RGP 材質折射率為 1.41-1.54，這些材質所誘導的散光約為鏡片後表面散光的 25-45%，IA =

△ BC（後表面鏡片）× 材質參數 = △ Rx。

（二）RGP 後表面散光（Back Surface Toric RGP）

後表面散光鏡片所引起的散光一定為負散光形式，散光軸度與較平主徑線相同。順散角膜配戴後散鏡片，所引起的負散軸位在 180，因此可矯正順散的晶體（殘餘）散光，但多數的殘餘散光為逆散，若角膜散光為逆散，晶體（殘餘）散光等於或接近角膜散光 0.45 倍，就可以用後散鏡片來解決殘餘散光問題。

1. 理想的鏡片前表面為球面，且能夠矯正適當的散光度數。
2. 比雙散鏡片容易製作。
3. 前表面打磨較簡單，可修改表面度數。
4. △ BC× 材質參數 = 誘發散光（IA）。

FSA 及 SA 材質的折射率介於 1.3 到 1.5 之間。

（三）RGP 雙表面散光（Bitoric RGP）

雙散 RGP 在後表面中心會有兩個基弧（吻合角膜用）及前表面在兩軸會各有一個 BVP（屈光度數）。後表面散光：平行服貼角膜；前表面散光：矯正散光度數。雙散鏡片有兩種度數效應：球面度數效應（Spherical power effect, SPE）及散光度數效應（Cylindrical power effect, CPE）。

球面度數效應（Spherical power effect, SPE Bitoric）/ 補償性雙散（Compensating Bitoric）/ Parallel Bitoric

1. 角膜散光 = 眼球散光。
2. 鏡片前散光量與後散光量相同。

3. 皆爲角膜散光（無晶體散光），且無法接受球面鏡片。

4. 所誘發之散光可由鏡片前表面散光矯正。

5. 前散光度數與後散光鏡片是相等的量，正負相反。

6. 鏡片方向不需考慮，此鏡片在角膜上就像球面鏡片一樣。

7. △ BC（鏡片）× 材質參數 = IA。

8. 可以利用試戴片進行戴鏡驗光（球面＋散光）來決定最終處方度數（即是否有殘餘散光）。

散光度數效應（Cylindrical power effect, CPE Bitoric）/ 非補償性雙散（Uncompensating bitoric）：

1. 爲達到理想定位，在後表面以兩種弧度設計。

2. 當患者有晶體散光及角膜散光，我們配戴有背面散光設計鏡片時，誘發散光加上晶體散光之總和加至鏡片前表面抵銷。

3. 需要特殊的後頂點度數，因爲角膜散光不等於眼總散光。

4. 不論是後表面散光 RGP 或 SPE 雙散皆可能造成過度（Over）／不足（Under）散光。

5. 鏡片旋轉會對視力造成影響。

6. △ BC ≠鏡片的△ Rx。

（四）臨床要領

1. △ BC× 材質參數 = 患者晶體散光表示使用後表面散光鏡片。

2. △ BC = 鏡片的△ Rx(+/-0.50D) 表示使用 SPE 散光鏡片，患者總散光 ≠ 晶體散光，角膜散光 > 2.50D 時，無法使用球面設計鏡片時，請使用球面度數效應（SPE）鏡片。

3. 當患者角膜及晶體散光，且角膜散光 > 2.50D 時，使用散光度數效應（CPE）設計鏡片。

（五）驗配步驟

1. 換算頂點距離。

2. ΔK 來決定兩主徑線度數改變為何。

3. 換算出兩個主徑線的弧度（mm）。

4. 算出 ΔBC。

5. IA＝ΔBC× 材質參數，以矯正誘導的散光。

6. 計算硬式隱形眼鏡的 BVP。

7. 若殘餘散光 >ΔK 1D 以上 ➜ 雙散。

四、RGP 與角膜散光的關係

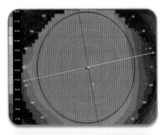

低角膜散光
➜ 與眼鏡散光相同＝球面 RGP
➜（顯著）與屈光散光不同＝前散 RGP

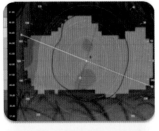

中角膜散光
➜ 與眼鏡散光相同 ＝ 球面 RGP／周邊散光
／SPE 雙散
➜ 與屈光散光不同＝前散 RGP／雙散

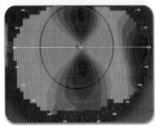

高角膜散光
➜ 與眼鏡散光相同＝SPE 雙散
➜ 與屈光散光不同＝CPE 雙散或後散

五、Mandell-Moore 雙散鏡片指南──每眼

1. 第一、二行記錄患者之角膜弧度數據及眼鏡處方度數。

2. 第三行左空格記錄平 K，右空格記錄陡 K。

3. 第四行左空格記錄球面度數，右空格記錄球面度數加散光度數。

4. 若第四行所記錄之度數 ≧ +/- 4.00D，需換算頂點距離，記錄於第五行頂點調整後度數。

5. 使用驗配參數表（Fit Factor Chart）對應所需數值填入第六行。角膜較平及較陡主徑線之散光度數調整決定於此表對應結果。「On K」配戴係數為 0。

6. 將最終計算結果記錄於第七行。此行記錄數值則為您給予製造商之雙散鏡片數值，此數值稱為 Drum Value。

Mandell's Bitoric Lens Guide

Right Eye

1. 角膜弧度數值   [@]   [@]

2. 眼鏡處方度數 [X   ]

（負度數方式）

	平 K	球面度數	陡 K	球面＋散光度數
3. K 值				
4. 眼鏡度數				
5. 頂點度數調整				
6. 放入係數因子				
各排數值計算	3&6	5&6	3&6	5&6
7. 最終 CL 處方				

頂點距離換算							
4.00	3.75	8.00	7.25	12.00	10.50	16.00	13.25
4.25	4.00	8.25	7.50	12.25	10.75	16.25	13.50
4.50	4.25	8.50	7.75	12.50	10.75	16.50	13.75
4.75	4.50-	8.75	8.00	12.75	11.00	16.75	14.00
5.00	4.75	9.00	8.00	13.00	11.25	17.00	14.00
5.25	5.00	9.25	8.25	13.25	11.25	17.25	14.25
5.50	5.25	9.50	8.50	13.50	11.50	17.50	14.50
5.75	5.50	9.75	8.75	13.75	11.75	17.75	14.50
6.00	5.50	10.00	9.00	14.00	12.00	18.00	14.75
6.25	5.75	10.25	9.00	14.25	12.00	18.25	15.00
6.50	6.00	10.50	9.25	14.50	12.25	18.50	15.00
6.75	6.25	10.75	9.50	14.75	12.50	18.75	15.00
7.00	6.50	11.00	9.75	15.00	12.75	19.00	15.25
7.25	6.75	11.25	10.00	15.25	12.75	19.25	15.50
7.50	7.00	11.50	10.00	15.50	13.00	19.75	15.75
7.75	7.00	11.75	10.25	15.75	13.00	20.00	16.00

Bitoric Lens Fit Factor		
Corneal Cyl	Fit Flat Meridian	Fit Steep Meridian
2.0 Diopters	On K (0 D)	0.50D Flatter
2.5 Diopters	0.25D Flatter	0.50D Flatter
3.0 Diopters	0.25D Flatter	0.75D Flatter
3.5 Diopters	0.25D Flatter	0.75D Flatter
4.0 Diopters	0.25D Flatter	0.75D Flatter
5.0 Diopters	0.25D Flatter	0.75D Flatter

陸、硬式隱形眼鏡配戴及移除教學

一、配戴鏡片

硬式隱形眼鏡直接放上角膜，此步驟適用於驗光師幫患者配戴，或患者自行配戴。

步驟	方法與技巧
1. 準備鏡片	清潔及濕潤鏡片。 確認鏡片無任何缺損或嚴重刮傷。
2. 眼皮固定	將鏡片放在慣用手食指，同時使用中指撐開下眼皮，另一手撐開上眼皮。
3. 提供注視目標	請患者頭擺正，並眼睛直視前方自己的眼睛。
4. 鏡片放入	將鏡片直接置入配戴者角膜，移動需快速以避免鏡片滑落。
5. 下眼皮放開	確定鏡片已經在角膜上後才可放開下眼皮。
6. 上眼皮放開	請配戴者眼睛上下移動後再將手放開。
7. 眨眼適應鏡片	請配戴者正常眨眼，且眼睛持續向下看，1 分鐘後，患者可稍微往前看，約 15 分鐘後往前看時即可適應。

二、移除鏡片

通常在移除鏡片時，讓眼皮處於緊縮狀態使得鏡片邊緣被彈出角膜。

（一）方法一：二指法

1. 請患者眼睛往下看，使用食指或姆指將上眼皮上拉，同時輕輕內壓眼皮邊緣。上眼皮需在鏡片上方，不覆蓋到鏡片。
2. 另一手手指固定下眼皮，同時輕輕內壓眼皮邊緣，且下眼皮需在鏡片下方，未覆蓋到鏡片。
3. 確認可見鏡片周圍，無被眼皮覆蓋，且上下眼皮皆無外翻，亦無看到瞼結膜。
4. 將眼皮邊緣內壓（上眼皮或下眼皮皆可），運用壓力將鏡片抬離角膜，以排除角膜對鏡片吸力。
5. 吸力排除後，持續推動眼皮，直至鏡片完全脫離角膜。

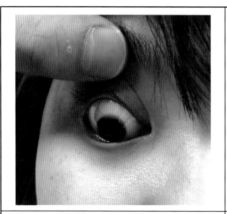

眼瞼與眼睛之間不應有空隙

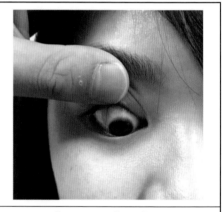

不應從眼瞼外側撐眼瞼

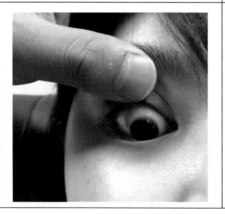

眼瞼與眼睛之間沒有空隙，且上拉至看得到白色結膜

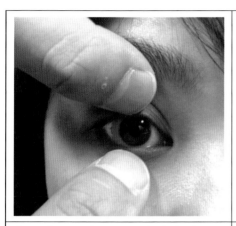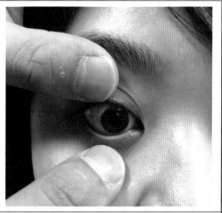

直視前方，將下眼瞼邊緣內壓	下眼瞼內部空隙太多

（二）方法二：在外眼眥區橫拉眼皮——「注視，拉，眨眼」

1. 眼睛張大並向前直視，此時將右手無名指放在右眼外眼眥的眼皮，且水平外拉。
2. 大幅拉眼皮或快速眨眼，鏡片應該會輕彈出角膜，此方法鏡片會彈出，故要患者靠著桌子，並在桌上放一條（白色）毛巾，或使用另一隻手接出鏡片以免鏡片遺失。
3. 右眼取出後，再換左眼。

（三）方法三：使用吸棒取出鏡片

1. 將吸盤使用生理食鹽水或隱形眼鏡護理液沾濕。
2. 使用鏡子確認鏡片位置。
3. 將吸盤接觸角膜中心之鏡片，將鏡片抬離角膜，可能需搭配輕輕轉動吸棒來輔助。

三、鏡片偏位

1. 若鏡片從角膜跑到結膜上，會出現眼睛紅、對鏡片的感覺改變或有異物感。

2. 讓 RGP 鏡片在重新復位到角膜，首先先找出鏡片的位置。找到後請患者看鏡片反方向，讓鏡片暴露出來。

3. 將眼皮拉開讓鏡片完全露出，使用眼皮邊緣輕輕接觸鏡片邊緣，並推回角膜中心。在移動時另一邊眼皮應該往內壓牢。

4. 若患者眼皮無法保持牢固，則鏡片可能會往後滑到眼皮下，無法復位至角膜。

5. 可使用兩指輕推鏡片邊緣，讓鏡片回到角膜中心。

6. 若鏡片緊緊吸附於結膜，可先點幾滴濕潤液讓鏡片鬆動後，再開始再復位技巧。

7. 不要直接加壓在鏡片上，因為會增加鏡片下的反壓。

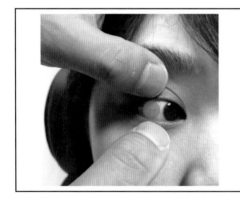

鏡片偏位位置	配戴者注視方向
在角膜右邊	左看
在角膜左邊	右看
在角膜下方	上看
在上結膜	下看
左上方	往右下看
右上方	往左下看

柒、硬式隱形眼鏡的保養

1. 保養鏡片之前，請將雙手清洗乾淨，指甲短而平整、手無棉屑、化妝品、護手乳、髮油、隱形眼鏡清潔液等。
2. 將防流失蓋放在排水孔上以防鏡片在清潔時掉落。
3. 若鏡片不慎掉落，不要直接試著拿起或滑動鏡片以防鏡片表面刮傷。先使用食鹽水沾濕手指輕觸鏡片表面即可輕易吸附鏡片。若找不到鏡片可使用檯燈或其他白光照射，即可輕易找到鏡片。
4. 在檢查鏡片配戴前需先進行以下步驟：
   ⑴ 使用表面活性清潔劑（Surfactant rigid lens）清洗鏡片。
   ⑵ 使用食鹽水將清潔劑沖洗乾淨。
   ⑶ 使用硬式隱形眼鏡護理液（Conditioning solution）或保存液（Soaking solution）浸泡鏡片。
5. 鏡片若有任何汙染，則需再次進行以上清潔步驟。
6. 若時間允許，在配戴鏡片前請至少浸泡在護理液或保存液中 10 分鐘以上，讓鏡片表面保持濕潤。
7. 在檢查完鏡片後，需再次消毒清潔鏡片：
   ⑴ 使用表面活性清潔劑清洗鏡片。
   ⑵ 使用食鹽水將清潔劑沖洗乾淨。
   ⑶ 將鏡片浸泡於保存液 5 分鐘。
   ⑷ 將鏡片沖洗乾淨，並使用柔軟紙巾輕輕壓乾。

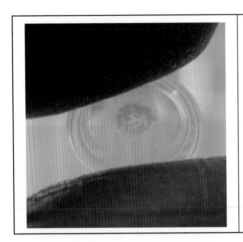

鏡片表面有沉積物

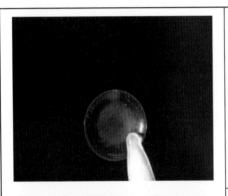

蛋白質沉積之鏡片

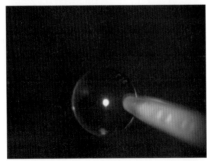

移除沉積物之鏡片

第10章　兒童配戴隱形眼鏡

　　在視覺系統發育的過程中，提供良好的視覺品質是非常重要的。可以有效地降低日後發展成弱視、斜視以及雙眼視覺異常的現象。對於兒童來說配戴隱形眼鏡的好處比配戴框架眼鏡多。當兒童有無晶體症、天生的眼震顫、曾做過弱視手術、眼睛創傷、屈光不正、兩眼不等視、高度角膜散光，尤其是不規則散光的兒童可以選擇配戴隱形眼鏡。配戴框架眼鏡可能會造成生活的不便性，例如戶外活動。配戴框架眼鏡常見的問題包括周邊影像扭曲、視軸並非在鏡片中心所誘發的像差和稜鏡效應，以及鏡片所產生放大縮小的影像，上述這些問題都可以利用隱形眼鏡做改善。此外，兒童可能會因框架眼鏡受到撞擊而受傷，例如被鏡片刮傷臉或眼眶。配戴隱形眼鏡除了可以改善戶外活動以及生活品質、運動表現，還可使外觀較美觀，增加同儕間的接受度，甚至提升學童在學校課業的表現。另外，角膜塑型片可以改善兒童白天的視力而不需要任何輔助工具，同時被認為有可能可以有效地控制近視。

壹、影響配戴者驗配隱形眼鏡的重要因素

一、成熟度

　　可以經由家長平常的觀察、眼睛檢查時的應對及兒童平常在學

校的表現，得知配戴者在心智上是否夠成熟能夠配戴隱形眼鏡。許多研究表示，8 歲兒童就有能力配戴軟式隱形眼鏡、硬式隱形眼鏡、角膜塑型片。同時也發現這些年紀較小的兒童在驗配及複診時間上只比青少年稍長而已。

二、個人衛生習慣（清潔與保養隱形眼鏡）

可從父母平日觀察以及配戴者生活習慣上得知配戴者的個人衛生習慣是否良好。如果他們沒有辦法做好隱形眼鏡的清潔與保養，表示可能其成熟度還不足，無法配戴隱形眼鏡。另外，配戴角膜塑型片有著潛在危險因子，例如微生物感染的角膜炎，在亞洲國家，發現鏡片多感染阿米巴原蟲，原因是鏡片護理及清潔不確實。相較於其他持續配戴型隱形眼鏡（EW Contact Lens），角膜塑型片並沒有較高的微生物感染率。因此，讓配戴的兒童和家長清楚了解如何配戴隱形眼鏡以及清潔護理是很重要的。

三、動機

隱形眼鏡可建立孩子的自信心及身心靈的發展，提升兒童配戴隱形眼鏡的動機。動機會影響兒童配戴隱形眼鏡的意願，如果小朋友在配戴隱形眼鏡一段時間後，配戴意願仍不高，可能會影響日後的配戴效果。家長的態度也決定小朋友日後配戴隱形眼鏡的意願，若家長有參與而不過於強勢，對配戴的成功率也會有所影響。

四、嗜好與運動

驗配前詢問配戴者常做的嗜好與運動有助於隱形眼鏡的選擇及

驗配。

五、眼睛健康與屈光度數

　　任何現有的眼睛狀況都可能影響驗配隱形眼鏡，所以在驗配隱形眼鏡前應先解決現有的眼睛疾病，例如眼睛過敏、眼瞼炎、瞼板腺功能障礙等等。無論近視或遠視的年輕患者配戴隱形眼鏡後都可以改善視覺品質，例如影像大小不會受鏡片影響，且有更寬廣的視野。

六、近視控制

　　傳統的軟式隱形眼鏡和硬式隱形眼鏡在研究上對於近視控制並無顯著的效果。但角膜塑型片、中心看遠的雙焦隱形眼鏡／多焦隱形眼鏡都被證實對於近視控制有顯著的效果。許多研究表示，這些特殊設計的隱形眼鏡可以有效減緩 50% 的近視度數增加。

貳、適合配戴隱形眼鏡的兒童

　　由於隱形眼鏡的清潔護理和潛在併發症的問題，使兒童在驗配隱形眼鏡上較為困難，應將配戴框架眼鏡為第一優先。只有當框架眼鏡無法將視力矯正到理想狀態時才考慮驗配隱形眼鏡。

一、單眼無晶體的嬰兒或白內障術後的兒童

　　這些單眼無晶體的兒童若配戴框架眼鏡常有嚴重的不等視，

矯正後的影像大小差異約 30%（正常人可以適應 7% 的影像大小差異）。配戴隱形眼鏡可以使雙眼影像較易融像，隱形眼鏡矯正後較不會有影像不等視的問題，視野也較寬廣，影像也較不易失真。

二、高度遠視的兒童（尤其是有調節性內斜視的）

配戴框架眼鏡看近時會有基底朝外（Base Out）的稜鏡效應，迫使眼睛使用更多內聚的力量而影響閱讀，若使用隱形眼鏡則沒有這種稜鏡效應。

三、雙眼屈光度數不等

隱形眼鏡與框架眼鏡相比，配戴隱形眼鏡可以減緩因兩眼屈光不等而造成的影像不等視。

四、不規則散光

有不規則散光的兒童配戴硬式隱形眼鏡可以使視力達到較理想的狀態。

五、無虹膜症或白化症

特殊設計的有色隱形眼鏡在鏡片中心周邊有著一層不透明區域，可以阻擋過多的光線進入眼睛，因此可減緩無虹膜症或白化症畏光的問題，以及增加深度知覺和視覺。

六、矯正後有眼球震顫

可以配戴隱形眼鏡，尤其是配戴軟式隱形眼鏡，因為當眼睛移動時鏡片也會跟著移動，使患者都是透過鏡片光學中心看東西。在臨床上有些研究表示，當配戴隱形眼鏡時與眼皮的接觸會減低動眼核（Ocularmotor Nucleus）的作用，間接減緩眼睛的震顫。

七、角膜白斑或兩眼虹膜異色

有色的隱形眼鏡可以使患者在外觀上較美觀以建立自信心。

八、需要視力矯正以及近視控制

配戴角膜塑型片後，白天可以不需要配戴任何鏡片就能擁有良好的視力，且有研究發現，配戴角膜塑型片後可以有效地減緩眼軸增長（近視控制主題在另一章節中討論）。

九、弱視

好的眼睛可以配戴過矯的遠視度數隱形眼鏡，以達到霧視效果，來刺激弱視眼。或是配戴不透明的鏡片作遮眼治療。

參、兒童配戴隱形眼鏡較少的原因

年紀太小、衛生習慣不良或意願不高的兒童都不適合配戴隱形眼鏡。通常，在北美 8-11 歲近視兒童較有資格可以處方隱形眼

鏡，因爲此年紀的兒童較能做好隱形眼鏡的清潔及保養。根據國外研究報告（Contact lenses in pediatrics, CLIP），8-12 歲的兒童驗配隱形眼鏡所需之時間只比 13-17 歲的兒童多 15 分鐘。

肆、如何決定是否配戴軟式或硬式隱形眼鏡

一、硬式隱形眼鏡 RGP

硬式隱形眼鏡適合高度近視、以及有散光度數的患者，尤其是不規則散光。因爲硬式隱形眼鏡可以提供更高的傳氧度，以及更好的視力品質。另外，有研究發現近視增長速度快的兒童，配戴角膜塑型片可能可以減緩其近視的增加。但必須提前告知患者配戴硬式隱形眼鏡的適應期至少需 2 星期，且研究發現 80% 的兒童配戴硬式隱形眼鏡的適應期與成人沒有差異。

二、軟式隱形眼鏡

配戴者的度數必須在拋棄式隱形眼鏡的限制範圍內；與長戴型的隱形眼鏡相比，較沒有清潔與保養上的問題。配戴軟式隱形眼鏡異物感低且初次配戴較能適應。適合有眼震顫的患者，因軟式隱形眼鏡直徑較大，且鏡片的滑動度較小，患者的視軸能夠保持在鏡片光學中心。另外，有角膜白斑或虹膜異色的患者，可配戴有色的軟式隱形眼鏡，增加美觀及其自信心。

伍、兒童隱形眼鏡的驗配

一、基弧

1. 硬式隱形眼鏡基弧平均比角膜平 K（flat K）大 0.1mm。
2. 軟式隱形眼鏡的基弧平均比角膜平 K（flat K）大 0.8-1.2 mm。
3. 無法配合量測角膜弧度的兒童，可以使用 7.85 mm 的硬式隱形眼鏡試戴片，或 9.1-9.5 mm 的軟式隱形眼鏡試戴片。以上這兩種情況在配戴試戴片後進行評估且調整，才能確定最後的鏡片基弧。

二、屈光不正（Refractive Errors）

1. 對於年紀較小的兒童可以使用散瞳後檢影鏡驗光。
2. 可配合驗光的兒童必須要戴鏡驗光（Over-Refraction）。
3. 對於無晶體症的兒童應考慮給予近用距離的處方：
    ⑴ 18 個月以下的嬰幼兒應給予遠距離度數 + 2.50 D 的處方。
    ⑵ 年齡介於 1.5-3 歲的兒童應給予遠距離度數 + 2.00 D。
    ⑶ 3 歲以上的兒童可以給予遠距離度數，不需加其他處方。

陸、鏡片的配戴與取下

家長必須清楚地知道且認識兒童配戴隱形眼鏡對發育時期的重要性。對於學齡的兒童，他們可以自己學著如何配戴以及取下隱形

眼鏡。學齡前的兒童，父母可以協助其隱形眼鏡的配戴與摘除。

一、白天配戴（Daily Wear）

學齡兒童每天應配戴 12-14 小時。3 個月大的嬰幼兒由於睡眠時間較長，一天配戴 6-7 小時即可。

二、連續配戴（可戴著睡覺 Extended Wear）

對於配戴隱形眼鏡有困難的兒童，可以選擇連續配戴型的隱形眼鏡。但父母必須每天確認鏡片是否有偏位的問題或有無異常。

柒、回診

驗配隱形眼鏡後的一星期、三星期、一個月以及往後的每三個月應定期回診。父母應定期確認鏡片的清潔與保養。若發現有任何異常，例如結膜炎或鏡片遺失，應立即回診檢查。回診時，應確認遠距離和近距離的視力、是否有任何因隱形眼鏡所引發的併發症，以及確認鏡片是否有磨損。對於 1-5 歲的兒童應頻繁地更改其鏡片規格，因在此階段的兒童屈光發展以及角膜曲率變化都很快。回診時視情況而定，評估患者是否需要檢查斜視問題、立體視是否正常、近和遠距離視力表現，以及是否需要弱視治療。

捌、嬰幼兒配戴隱形眼鏡

　　嬰幼兒的隱形眼鏡驗配在本書並沒有詳細的討論，因爲嬰幼兒的隱形眼鏡驗配還有更多的考慮及條件。然而，由於嬰幼兒的角膜弧度測量不易，在測量嬰幼兒的角膜弧度時可以參考一般年齡與預估的角膜弧度對照表，然後再用螢光染色觀察是否需要更改鏡片。此外，嬰幼兒的驗光可使用散瞳後檢影鏡驗光，有助於測量到較準確的屈光度數。因爲在滿一足歲以前，眼球仍在發育階段，所以建議驗配較大的 RGP，以提供足夠的滑動度以及舒適度。理想的鏡片是與角膜服貼，且由於嬰幼兒的眼球發育速度快，鏡片變得不服貼，建議在 6-8 週、4-6 個月、1 歲時及往後的每 2-3 年更換鏡片。

玖、提醒

1. 父母與兒童都需要了解並示範隱形眼鏡的照護程序。
2. 單純由年齡無法判斷該兒童是否適合配戴隱形眼鏡。不管是兒童本人或家長都應被告知所有的隱形眼鏡，包括非處方的有色隱形眼鏡皆是醫療用品，不應與他人共同使用或不做適合的隱形眼鏡護理，以及之後的定期檢查。
3. 偶爾配戴隱形眼鏡或配戴時間不長的兒童，建議使用日拋隱形眼鏡，例如常做戶外活動的兒童。
4. 有高度散光或希望能夠擁有較好視力的兒童，建議配戴硬式

　　隱形眼鏡，甚至可以建議配戴角膜塑型片以控制近視。

5. 初次驗配硬式隱形眼鏡時可以搭配麻醉劑使用，減緩配戴隱
　　形眼鏡時的不適感。

6. 許多研究發現，角膜塑型片、中心看遠的雙焦隱形眼鏡／多
　　焦隱形眼鏡可以減緩近視度數的增加，以及減緩眼軸增長的
　　原因可能與相對周邊近視離焦有關。還有研究提出配戴角膜
　　塑型片後所誘發出的高階像差可能與減緩眼軸增長有關。

第11章 老花與隱形眼鏡

隨著年紀的增長，水晶體逐漸失去彈性導致調節能力變弱，使得近距離閱讀時感到模糊或閱讀困難。但並非只有水晶體改變，而其他眼睛結構也隨著老化，如：眼瞼及其位置、淚液層、角膜、虹膜及瞳孔、視覺功能的變化。

眼瞼及其位置：隨年齡的增長，眼皮神經傳導退化及眼部脂肪流失，會發生肌肉張力、眼窩脂肪量及眼瞼皮膚彈性的減少。下眼瞼皮在年輕時會緊貼結膜，閉眼會貼著角膜，但年紀逐漸增長會產生上眼瞼下垂，因此影響隱形眼鏡的定位和移動及眼皮鬆弛等問題。

淚液層問題：隨著年紀，淚液的分泌及淚膜穩定度皆會下降，杯狀細胞（Goblet cell）及淚液腺（Lacrimal glands）的分泌量會減少，進而造成淚液的製造逐漸減少、不完整的眨眼會使乾眼情形更惡化，甚至睡眠時快速動眼期（REMs）會減少，REMs 是指當睡覺時眼睛會動以幫助淚液交換，年紀增長會減少 REM 及動眼的頻率，因此患者會對乾眼問題更加敏感。年長者的眼睛也常有翼狀贅肉或瞼裂斑進一步破壞淚膜，降低隱形眼鏡的濕潤性及舒適度。

角膜問題：眼睛乾會影響角膜的完整性，角膜透明度會受到角膜含水量的改變（角膜內皮細胞的改變就是一個例子）、角膜囤積物如老年環（Arcus senilis）及氣候性角膜病（Labrador keratopathy）、其他與年齡有關的角膜營養失調和退化也常出現。

大多數雙焦點鏡片相對比較厚，因此需要考慮鏡片透氧及材質選擇。

虹膜及瞳孔：平均瞳孔大小在正常燈光下約在 3.5 mm，但瞳孔大小約從 12-18 歲起會隨著年齡而逐漸變小，這是因爲虹膜（Iris）硬度增加、肌肉纖維減少導致收縮能力下降，虹膜對光線的反應時間亦會逐漸變得遲緩，因上述原因使得年紀越大，瞳孔越小。

視覺功能改變：水晶體的變化導致對光的穿透率下降、調節幅度減少，無法在近距離聚焦、視網膜靈敏度及對比敏感度減少、視力會輕微的下降，視力平均會在 50 歲開始下降，65 歲後快速下降。

總結以上原因，隨著年齡漸長眼瞼彈性下降、眼瞼下垂、淚液量減少、角膜變得脆弱、瞳孔變小、身體疾病風險增加及藥物使用等問題，因此，在隱形眼鏡驗配上是具有挑戰性的族群，故正確的鏡片選擇與正確的驗配是很重要的。

目前老花眼的矯正工具包括：眼鏡、隱形眼鏡、屈光手術、植入式鏡片（IOL）等。隱形眼鏡矯正方式又可分爲下列幾點：

1. 單焦點隱形眼鏡＋眼鏡：隱形眼鏡矯正看遠或看近視力，再搭配眼鏡輔助另外一者。
2. 單眼視覺法（Monovision）：一眼看近、一眼看遠。
3. 雙焦點與多焦點隱形眼鏡。
4. 增強型單眼視隱形眼鏡（Enhanced monovision CL）。
5. 改良型單眼視隱形眼鏡（Modified monovision CL）。

本章節目的：

1. 矯正老花眼患者的隱形眼鏡設計。
2. 視遠及視近的設計特點。

3. 討論各種設計的優缺點。

4. 提供老花驗配的概述。

壹、驗配配戴者教育

驗配老花隱形眼鏡通常很容易因為花費較多的時間而失去耐性，進而導致驗配失敗，因此在驗配前必須讓配戴者清楚了解以下情形：

1. 老花矯正都只是折衷方式，視力無法達到最好。

2. 視力矯正方式都有優缺點，並非所有人都適合多焦點隱形眼鏡或特定方式。

3. 與框架眼鏡或單一視力的隱形眼鏡相比，老花折衷配戴可能會降低視覺品質，尤其是在低照明條件下、依鏡片種類不同，立體視與中間距離視覺會降低。

貳、老花隱形眼鏡驗配須知

在驗配前需先了解配戴者的狀況並找出有潛力的老花隱形眼鏡配戴者：

1. 病史：身體狀況、手術史、視覺需求、職業環境及目的。

2. 外觀上：眼瞼垂直寬度、眼瞼的鬆緊度及位置、瞳孔大小（正常環境／暗室）及眨眼頻率／品質。

3. 淚液質量：眨眼的完整性及頻率，淚液破裂時間及淚液測

試。

4. 角膜完整性，包括角膜曲率及地形圖。

5. 決定主力眼。

6. 確定遠及近屈光度數及最佳矯正視力。

7. 遠用度數切勿過矯或矯正不足，老花度數亦切勿過度矯正。

8. 熟悉年紀與加入度之間的關係。

+0.50	+0.75	+1.00	+1.25	+1.50	+1.75	+2.00	+2.25	+2.50
43	45	48	50	53	55	58	60	62	65

9. 老花隱形眼鏡配戴人選。

好的老花隱形眼鏡配戴人選	差的老花隱形眼鏡配戴人選
動機高	動機低
眼皮張力正常	眼睛缺陷
眼睛健康狀況良好（TBUT > 10s）	淚液質量差（TBUT < 5s）
淚液質量佳	視覺品質要求很高
	不規則角膜

10. 參考廠商提供之驗配指南的初始鏡片選擇。

11. 在正常照明下驗配，以免非正常情況之瞳孔大小。

12. 測量戴鏡後各眼遠與近視力。

13. 由戴鏡驗光確認度數以給予患者最好的雙眼視力。

參、老花隱形眼鏡矯正方法

一、單焦點隱形眼鏡＋眼鏡

　　可提供清晰的視力及最佳的雙眼視力，不會影響到立體視覺、可矯正殘餘散光，僅需要使用一般隱形眼鏡驗配技巧，因此容易驗配且價格低，但仍需配戴一般框架眼鏡。

二、單眼視法

　　可使用軟式或硬式隱形眼鏡，通常主力眼（Dominant eye）矯正遠距離度數，非主力眼（Non-dominant eye）用於矯正看近距離度數。視覺系統會抑制中央聚焦影像，因此能看到遠或近的事物，但此方式不適合使用於弱視者。此外，單眼視法會降低立體感，因此需要注意配戴者在職業上對於立體視的需要，通常需要2-3 週適應期，配戴者可同時矯正散光及球面度數，但建議兩眼視差不超過 1.25D，因此適用於輕度老花者（< +2.00 D）。單眼視法的優點包括鏡片價格低、驗配容易且成功率相對高、遠近視力皆良好且能矯正散光，因此可選擇最適合患者的鏡片（如材料類型和設計）。此種矯正法的缺點：會失去部分立體視、缺乏中距離的視覺功能、雙眼視物舒適度下降、老花度數矯正有所限制、夜間視力下降，因此不適合需要長時間夜間開車者。

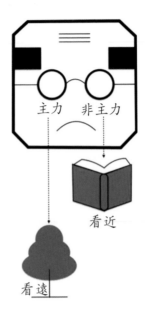

（一）主力眼測量

測量主力眼常用的方法有兩種：

1. 舉起並伸直雙手，用兩手掌圍成一個圓圈，框住遠方一單一視標，請患者持續從圈內注視該視標，此時檢查者交替遮住患者單眼，患者未被遮蓋眼可看到該視標即爲主力眼。
2. 患者遠用度數全矯正並看著遠方視標，使用 +1.00D 鏡片輪流放置患者眼前，詢問患者哪眼視力模糊的比較嚴重，該眼即爲主力眼。

（二）正度數忍受測試

1. 患者遠用度數全矯正並看著遠方視標。
2. 使用 + 0.50D 或 + 1.00D 的試鏡片。

3. 患者雙眼打開，將鏡片放在右眼，接著再放左眼。詢問他放在哪個眼前比較舒適（或比較能接受）。

4. 比較舒適的眼睛，表示該眼適合用來看近。

5. 給予最少 ADD 又能夠滿足看近之處方。

　　單眼視法驗配老花度數相對簡單及便宜，但在視覺表現上會受到影響，例如視力值下降 1-2 行，立體視覺下降約 40-50 sec，對比敏感度降低約 7% 等。對於開車者最常聽到的抱怨是患者覺得迎面而來的車頭燈及街燈很模糊，因為視網膜模糊圈與瞳孔大小有關，看近眼到夜間瞳孔放大會有模糊問題。

三、雙焦點及多焦點（Bifocal & Multifocal）

　　此隱形眼鏡設計分為兩種原理，一為交替性（轉換）視覺原理（Translating alternating image design），另一為同步視覺原理（Simultaneous image design）。交替性視覺原理為一次只看到一種影像，使用此原理的鏡片設計有分段式（Segmented）雙焦點鏡片。同步視覺原理為會同時看到遠近兩個影像，屬於同步視覺原理的有同心圓（Concentric）設計或稱環形（Annularc）設計、非球面（Aspheric）設計及繞射（Diffractive）設計的隱形眼鏡。

　　交替性（轉換）視覺原理雙光鏡片又稱分段式雙光鏡片，鏡片設計為上方看遠下方看近，經由瞳孔位置改變來達到看遠或看近視力，可以用在軟式或硬式的隱形眼鏡，但以硬式高透氧鏡片為主，因為軟式隱形眼鏡滑動少，鏡片配戴要比較大且鬆，所以鏡片才能容易向上移和向下移。此種鏡片設計定位是非常重要的，當直視正前方時鏡片的中間會在瞳孔前面；看近時眼睛往下看眼皮會

把鏡片推上去，因此鏡片下面的部分會移至瞳孔前面，所以鏡片不能旋轉。評估方法包括使用手持 Burton 燈觀察螢光染色，配適達到最佳狀況後應進行戴鏡驗光（遠與近的度數）並使用試鏡架和鏡片，切記需避免使用過正（Over-plusing）的度數以免患者會感到模糊。此設計優點在於遠近視力皆佳，無對比度下降問題、無雙眼視覺問題、瞳孔大小不受影響，且鏡片本身移動量大，容易進行淚液交換對角膜較為健康，缺點為困難達到鏡片移動量充足、需要緊的眼皮來移動鏡片並需要穩定鏡片不能旋轉，因此一般會有稜鏡垂重（Prism ballast）和截邊設計（Truncation），鏡片因稜鏡設計可能導致舒適感降低、氧傳導下降、也會容易產生影像跳躍及視力不穩定的問題。

（一）硬式交替視覺原理雙光鏡片問題及解決方法

遠距離模糊	增加稜鏡 若瞳孔覆蓋太少，則增加光學區直徑 若鏡片太緊，則降低矢高
近距離模糊	若鏡片太鬆，則增加矢高 若鏡片位移不夠、轉換不好，則增加邊緣間隙 若鏡片旋轉過度，則基弧放鬆
鏡片位置太高	增加稜鏡量
鏡片旋轉過多	基弧變平 改變稜鏡軸位
鏡片影像轉換差	基弧變平 增加稜鏡量或截邊量

（二）交替視覺原理雙光鏡片

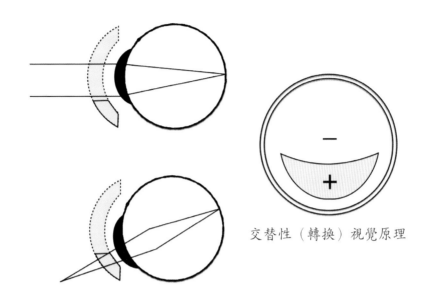

交替性（轉換）視覺原理

四、同步視覺原理

　　不管遠和近的光線都會同時進入瞳孔，因此當雙眼注視目標物時，兩個影像會重疊在相同的視網膜成像位置。當注視著遠或近的目標，一個區域會產生聚焦的影像，而另外一個則形成模糊的影像，看遠和看近的訊號會同時傳遞到視覺皮質區做分析解讀，而視覺系統會自動擷取較清晰的訊號，並忽略較不清晰的訊號。另外，運用視覺生理的原理當看近時會「刺激調節」瞳孔會縮小，看遠時會「放鬆調節」瞳孔會恢復放大，運用此生理自然瞳孔收縮（看遠看近）來進行設計，當鏡片為中心遠設計，預期看近視力較差，當中心為近設計，則看遠視力較差。成功配適必須讓鏡片減少滑動且鏡片中心位於視軸上。當鏡片中心偏位時會導致像差增加而

降低視力，但滑動減少亦需注意淚液交換問題，此外，還需特別注意瞳孔大小對視覺表現的影響。同步視覺原理隱形眼鏡之配戴者選擇：動機高、軟式隱形眼鏡成功配戴者、長時間使用電腦者（需要中距離視力）、不願使用單眼視驗配者、低散光，中或低度數近視或遠視者。使用同步視覺原理來設計鏡片的有同心圓（Concentric）設計或稱環形（Annularc）設計、非球面（Aspheric）設計及繞射（Diffractive）設計的隱形眼鏡。

同心圓（環形）設計鏡片有兩個光學區，中心光學區及中心光學區旁邊的第二光學區，中心可以是看遠或看近但無中距離視覺，此設計鏡片的中心定位很重要。所以此設計需配戴適當的緊度且有最小的遲滯量（lag）。

多圈同心圓（Multi-zone concentric）為增加數個遠近度數轉換的同心圓區。能減少受限於瞳孔大小，尤其是在不同的光線照明條件下延伸出中心視遠的多圈同心圓，含有多個視近、視遠度數交替的同心圓圈，圓圈的寬度和間距取決於不同照明條件下老花患者瞳孔大小的變化。在強光與昏暗背景時遠距離視力較清楚，在一般光照度下則視遠及視近區塊得到相等的光照。同心圓的設計比交替性（轉換）容易配戴且鏡片可以做的較薄，因此可提供較大的舒適度，且驗配簡單，通常每個區域直徑固定，鏡片可直接當試戴片用。此種鏡片的缺點是瞳孔要夠大，遠近的光線才能同時進來，兩個影像同時進入眼睛會使對比度變差且光線會有光暈（Haloes），瞳孔的大小會隨著光線改變，所以視力的品質會因為光線而有所改變，中心定位差會造成不對稱的像差，對比度及視力會下降。

非球面設計鏡片又稱漸進式（Progressive addition）或多焦點隱形眼鏡（Multifocal contact lenses），軟式隱形眼鏡使用正負球

面像差來改變鏡片度數，若鏡片光學中心爲看遠距離的負球面像差視覺區，朝鏡片邊緣則會往正球面像差改變。透過像差改變可以增加看近距離的正度數（Plus power for near vision），所以越往外正度數越大，若鏡片中心爲看近距離則爲正球面像差，往邊緣則逐漸往負球面像差改變，越往外負度數越大。而硬式隱形眼鏡則爲鏡片後表面非球面改變，中心看遠距離的視覺區是非球面的曲率朝鏡片邊緣改變彎曲，改變曲率可以增加看近距離的正度數（所以越往外正度數越大）。無論配戴軟式或硬式隱形眼鏡，瞳孔收縮的視覺影像與單眼視相似，但當瞳孔放大會有較多的同步視覺影響，此鏡片度數漸漸改變故沒有清楚的光學區界限，瞳孔大小及鏡片的中心定位很重要，因此需要配戴的緊一點來達到良好的中心定位。非球面設計鏡片優點爲鏡片較薄，不需要控制旋轉的穩定性，沒有影像跳動（Jmage jump），缺點則是需要配緊一點，所以要注意角膜的完整性（缺氧、淚液交換等問題），瞳孔大小會影響看遠及看近視力，影像是重疊式的，中心定位差會造成不對稱的相差、對比度及視力會下降，硬式鏡片可能還會觀察到中央積水及因爲鏡片過緊導致角膜塑型的問題出現。當近用度數越高，遠方視力及整體視覺品質越容易受影響，因此建議用於早期老花眼低加入度（Additional power）的驗配。

　　繞射設計鏡片（Diffractive lenses）有環狀的刻度凹槽（位相板Phaseplate），來分散光線，將光束一分爲二使之成爲兩個分離的焦點，一個視遠，另一個視近，次焦點（Second focal point）的加入度是依各個刻度間的距離及凹槽的深度而定（只要經過刻度的光線都是近的，沒有經過刻度都是遠的），優點是配戴容易，中心定位相對不是這麼重要。視力比較不會受瞳孔大小影響，度數範圍製

作可以較廣，缺點爲在夜晚及較暗的光線，對比敏感度（Contrast sensitivity）會下降，目前已停止使用此方式。

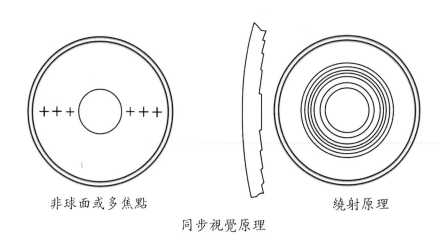

非球面或多焦點　　　　　　　　　　　　　繞射原理

同步視覺原理

　　增強型的單眼視隱形眼鏡：即一眼配戴單焦點隱形眼鏡（球面或散光），另一眼配戴雙焦點／多焦點隱形眼鏡。單焦點的鏡片可以是視遠或視近距離的，決定看遠或看近可依配戴者所需要最佳視覺品質而選擇，也就是該患者需要長時間開車希望可以看遠方清楚，則在主力眼給予單焦點隱形眼鏡，讓他遠方視力清楚，使用此方法可讓有重要視覺工作需求者有好的雙眼視力，因爲單焦點配戴的眼睛及另一眼雙焦點／多焦點鏡片皆有矯正看遠視力，因此有較好的雙眼視覺。通常會使用此方法大多因配戴者先前使用上述之單眼視覺驗配方法，但因近用（老花）度數增加時兩眼視差增大，模糊程度增加而無法適應，或當雙眼都戴同步視覺原理設計的鏡片感覺到看遠距離視力不夠清楚時，則可以使用此方法加強視覺。

　　改良型的單眼視隱形眼鏡：改良型的單眼視隱形眼鏡則爲雙眼皆配戴多焦點隱形眼鏡，但主力眼使用中心部視遠鏡片設計，另一

眼使用中心部視近鏡片設計的矯正方法，希望在任何距離都能維持雙眼視覺，但此設計屬於同步視覺原理，因此依然會存在該設計之缺點，故需解決瞳孔反應在不同工作距離的問題，特別是針對多焦非球面設計鏡片。

若上述初始鏡片配戴後，配戴者覺得視遠視力不足，則應檢查單眼及雙眼視力，以確保兩眼視力至少優於 20/40，若無則在主力眼增加 -0.25D 來提升視力，若需在主力眼過矯超過 0.50D，則建議降低主力眼的老花加入度，通常在看遠不清楚的處理方式為：

1. 在主力眼加 -0.25D，若視力無法提升。

2. 減少主力眼老花加入度。

3. 增加兩眼遠距離度數。

若配戴者覺得看近視力不夠清楚，通常在非主力眼加 +0.25D 來解決，若看近度數需超過 +0.50D 以上，則應在非主力眼增加老花加入度，建議修改順序為：

1. 在非主力眼看遠度數加 +0.25D，若看近一點效果不佳。

2. 在非主力眼增加老花加入度。

若遠及近的視力都不夠好，則應優先矯正遠距離視力，若怎麼修改視力仍不盡理想，則建議使用其他鏡片設計。

五、建議驗配方法

老花程度	驗配方法
低度老花（低於 +1.00Ds）	同步視覺型：雙眼完全矯正 單眼視覺法：主力眼遠視 / 非主力眼視近矯正

老花程度	驗配方法
中度老花（+1.25Ds 至 +2.00Ds）	同步視覺型：雙眼完全矯正 交替視覺型：雙眼完全矯正 單眼視覺法：主力眼遠視／非主力眼視近矯正
高度老花（+2.25Ds 至 +3.00Ds）	交替視覺型：雙眼完全矯正 同步視覺型：改良單眼視覺法，增強單眼視覺法 單眼視覺法：主力眼遠視／非主力眼視近矯正，可考慮額外搭配近用框架眼鏡

資料來源：Christie & Beerten (2007)。

肆、軟式多焦點鏡片驗配要點

1. 使用製造商的驗配指南來選擇鏡片，若適合的鏡片超過一個弧度以上，選擇比較陡的鏡片弧度。
2. 選擇最適合配戴者之度數及加入度。
3. 需要有良好的光線及調整配戴者之工作距離至最佳視力。
4. 若配戴者有輕微的遠及近視力下降，先調整遠距離視力。
5. 使用正常室內照明光線。
6. 需評估雙眼視覺情形。
7. 使用試鏡片或翻轉鏡來確認額外加入度數。
8. 每次修改度數以 0.25D 進行。
9. 需在雙眼都睜開的情況下修改單眼度數，每次修改皆需確認遠及近的視力情形。

10.使用配戴者平常使用之近距離閱讀工具來評估看近視力。

11.依造配戴者視覺需求來進行測量，例如通常使用電腦者需要良好的中距離視力，可接受近距離視力稍差，長時間開車者則需要看遠視力好，看近需求稍低。

12.兩眼的老花加入度不同是可以被接受的。

第 12 章　近視控制與隱形眼鏡

　　近視爲全世界造成視力損害的主要原因之一，也是許多東亞國家主要健康關注的問題之一。過去的文獻指出，在臺灣 16-18 歲的學童近視比例高達 84% 且持續增加中，在韓國首爾 19 歲男性的近視比例甚至高達 96.5%。近視加深往往會伴隨著一定程度的併發症風險，例如青光眼、白內障、近視性黃斑部病變及視網膜剝離等，特別是高度數者風險更加顯著。因此，找出近視成因及近視控制一直是學者們積極努力的方向，近視出現表示眼睛屈光發展已有產生異常，在過去的動物研究中已對屈光發展有一定程度的了解。在猴子研究中發現，眼瞼縫合眼相對非縫合眼有明顯的屈光異常，此情況稱爲形體剝奪式近視（Form deprivation myopia），此後以動物實驗來研究屈光不正的發展普遍增加，且證明了眼睛在發育過程中，屈光發展是由光學所引導的過程（Optically guided process）。在小雞或靈長類動物中發現，透過增加正或負鏡片造成可預期之眼睛生長及屈光度之改變。尤其是當一眼配戴較另一眼深的負度數鏡片時，該眼聚焦移至視網膜的後面造成遠視視網膜失焦（Hyperopic defocus），會誘導眼球伸長並造成近視。而配戴較另一眼高之正度數鏡片，會使得光聚焦在視網膜前，產生近視視網膜失焦（Myopic defocus），因此，減慢了眼軸生長且眼睛往遠視發展。臨床上常利用光學原理來試圖造成視網膜失焦進而達到減緩近視進展，2015 年 Chiang 與 Phillips 等人發現使用光學原理，例

如眼鏡或隱形眼鏡進行近視控制時，所造成之視網膜失焦會造成人類脈絡膜變化。

壹、角膜塑型術與近視控制

角膜塑型術（Orthokeratology, Ortho-K）鏡片用於近視控制鏡片已行之有年，其目的在於晚上睡覺時配戴鏡片以重塑角膜形狀，使得白天達到暫時性屈光不正度數降低及提升視力。在近幾年的研究發現，角膜塑型術能夠減緩眼軸增長的速率，以達到約 45% 的近視控制進展，目前認為此種鏡片設計能控制近視的原因在於角膜中央被鏡片塑形成較扁的形狀，而中周邊角膜變陡，使得周邊視網膜產生了近視失焦，進而減緩了眼軸長的增長。更多有關角膜塑型片的資訊與驗配請參閱角膜塑型片章節。

貳、雙焦及多焦點與近視控制

先前研究認為，傳統軟式多焦隱形眼鏡可能有近視控制的效果，加入度為 +2.00D 之軟式多焦鏡片比一般單焦軟式鏡片能減患近視度數增加約 50%（多焦點鏡片近視增加約 -0.51D，單焦點鏡片約為 -1.03D），兩年內軸長增長也降低 27%。在 2016 年的研究中發現，傳統雙焦點軟式隱形眼鏡可減緩近視發展，經過 1 年的追蹤，單焦點隱形眼鏡近視度數增加量約為 -0.79D，而雙焦點鏡片為 -0.22D，因此雙焦點隱形眼鏡能夠有效地減緩近視發展。

　　近年來開始有特別設計來進行近視控制的軟式隱形眼鏡問世，例如雙焦軟式隱形眼鏡（Dual-Focus, DF），此鏡片設計適用於瞳孔較大之孩童。此鏡片中心完全矯正眼睛之屈光不正，周邊爲同心圓治療區，在視近距離及視遠距離物體時同時產生清楚的影像及 2.00D 的視網膜近視失焦。在配戴 DF 鏡片與配戴一般單焦隱形眼鏡的人體臨床研究中，研究者讓受測者一眼配戴 DF 鏡片另一眼配戴單焦鏡片，經過 10 個月的配戴追蹤後，兩眼鏡片設計再互換配戴 10 個月，此研究發現該眼配戴 DF 鏡片時較單焦隱形眼鏡眼軸及近視發展比例明顯降低。此 DF 鏡片的設計用意爲產生配戴者周邊視網膜持續近視失焦，進而減緩眼睛的軸向伸長以達到近視控制的效果外，還同時存有視網膜影像清晰。另外，DF 鏡片能夠提供配度，且不會影響眼睛本身調節狀態。

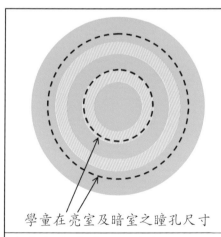

學童在亮室及暗室之瞳孔尺寸

綠色部分爲看遠之度數矯正，粉紅色區域爲近視失焦之治療區

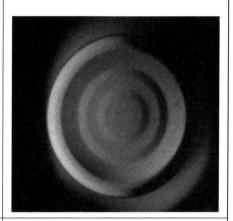

DF 鏡片實際光學區影像

第13章　角膜塑型片

　　角膜塑形鏡（Orthokeratology, Ortho-K）是一種特別的技術，設計是採取雙反向幾何學的高透氧硬式鏡片，壓平並重新塑造患者眼睛上具有彈性的角膜，來達到暫時矯正近視以及減緩近視惡化的目的。通常，度數越深的人相對之下角膜也會越凸，所以可藉助外力壓平角膜，因為角膜塑型片的作用使角膜上皮細胞（Corneal epithelial cells）重新排列，改變角膜的形狀使眼睛成像的位置落在視網膜上，其屈光度數就會相對下降。通過鏡片精密的設計，我們可以正確地控制角膜被壓平的量，而達到適當的度數降低。

　　配戴角膜塑型片的目的不在於治療近視度數，配戴 Ortho-K 後近視度數的變化為可逆的。人體的角膜有其記憶性，倘若一陣子不進行配戴動作，角膜就會漸漸地恢復原狀而屈光度數也會隨之回升。在取出鏡片後，一整天或少於 1 天的時間之內，角膜仍可維持被重新塑造的形狀，而其裸視視力在此期間內也會獲得改善。配戴角膜塑型片的好處包括白天不用配戴眼鏡或隱形眼鏡就能擁有良好的視力、改善生活品質。許多研究發現，配戴角膜塑型片可以有效地減緩眼軸增長進而控制近視。

　　本章節目的：

1. 介紹角膜塑型鏡片的設計。
2. 使用驗配指南選出初始鏡片。
3. 螢光染色評估及了解如何解決驗配問題。

壹、角膜塑型片的設計

一、角膜塑型片的舊設計

角膜塑型片起源於 1972 年的單幾何設計，目的是為了使鏡片在角膜上定位更好以及提高穩定性，更有效地達到矯正近視的效果。角膜塑形術已存在有 30 年之久，舊設計為單反幾何設計（Single reverse geometry design），平行弧（Alignment curve, AC）為固定的，且舊設計驗配時需比角膜平 K 降低 2-4 D（Diopter），矯正近視度數最多可達 3D。當初設計為白天配戴的隱形眼鏡（Daily wear），但因其材質、設計以及效果有限，一直無法得到大眾和醫師的認同。當角膜偏心率越少，配戴的效果越差，每降低 1 D 的近視度數需要偏心約 0.22mm。當偏心率接近零時，塑型片常有偏位的問題。

二、角膜塑型片現今的設計

1990 年設計出改良版的角膜塑型片，也就是現今的多幾何設計鏡片，與以往舊設計不同的是新設計可以將角膜中心弧度（Base curve, BC）壓得更平。新設計為雙向的反幾何設計（Double reverse geometry design），藉由 4-5 個反幾何設計對角膜中央與周邊施予壓力達到重新塑形的效果。新的設計中，角膜偏心率不再是降低近視度數的主要影響因子，新的鏡片設計主要壓在角膜上皮（Central epithelium），正壓力造成角膜上皮中心變薄，負壓力造成角膜上皮周邊變厚與周圍曲率變陡。新設計的邊弧翹角以及平行弧主要作用為提高鏡片的中心定位以及提供鏡片上的淚液交換，為

了避免角膜缺氧的情形，鏡片材質的 Dk 值皆大於 85。

　　鏡片的直徑約爲 10-11mm，基弧直徑約爲 6 mm，反轉弧（Reverse curve, RC）寬約 0.6-1.0mm，平行弧寬約 1.0-1.5mm。

　　新一代的鏡片誕生，其超高透氧度、優質的鏡片設計再搭配電腦角膜繪圖機之使用，使配戴者度數降低之效果和角膜本身的健康都有大幅度的改善。非常適用於在工作時不方便配戴隱形眼鏡之族群，例如：飛行員、運動員、警察、救火員等等。

　　現今角膜塑形片的使用，兼具了矯正近視及控制度數加深的雙重功能。通常，在近視三百度以下，角膜塑型術可精準地矯正其度數，一旦超越四、五百度之後，角膜塑形術還是可以有效地幫助降低度數，只是無法保證在除鏡後一定能達到 1.0 的裸視視力水準。這種特殊的反幾何設計可以將角膜中央壓平、降低屈光度數，有效地減少近視度數使病人在不用配戴眼鏡或隱形眼鏡的情況下也能擁有清楚的視力。且配戴鏡片幾天後至 2 週就可以有效地達到效果。

　　另外，現今的角膜塑型片除了球面鏡片設計還有散光鏡片設計，散光鏡片設計有兩種，一種的基弧爲球面設計，平行弧爲散光設計；另一種基弧與平行弧皆爲散光設計。

貳、角膜塑型片的設計原理

　　現今的角膜塑型片都爲新設計鏡片，爲雙向的反幾何設計，A 和 C 區域對角膜施予正向的壓力使角膜變平，B 和 D 區域對角膜施予負向的壓力使角膜變陡，藉此達到角膜重新塑形的效果，如下圖：

A.基弧：位於鏡片中央，直徑約爲 6 mm，弧度較角膜弧度平坦，藉由此平坦的設計將角膜上皮壓平。通常驗配時基弧設計壓的度數會比處方度數（Target power）多壓 0.50-0.75D。

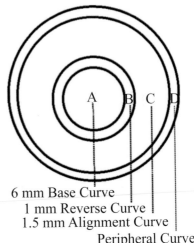

6 mm Base Curve
1 mm Reverse Curve
1.5 mm Alignment Curve
Peripheral Curve

B.反轉弧：位於基弧外圍區域，約 0.6-1.0 mm 寬，作用是當眼瞼閉上時利用眼瞼對角膜產生自然的壓力，同時迫使角膜中間的淚液層向反轉弧的區域移動，使角膜上皮細胞往角膜周邊移動，堆積在反轉弧內與角膜之間，使角膜中央的上皮厚度減少，而角膜周邊的厚度增加。反轉弧的作用同時也可以協助定位。

C.定位弧／平行弧：位於鏡片周邊，約 1.0-1.5 mm 寬，定位弧設計的弧度較反轉弧平但與角膜弧度相近，可使鏡片服貼於角膜，使鏡片定位良好。

D.周邊弧（Peripheral curve, PC）：位於鏡片最邊緣處，邊緣平滑，主要作用爲角膜的淚液交換，使淚液在角膜與鏡片之間維持流動，減少角膜需氧代謝的影響。

參、角膜塑型片的驗配

一、配戴者的選擇

理想驗配條件	排除條件
✓ 任何想改善裸視視力的對象，例如：飛行員、運動員、警察、消防員、學生。 ✓ 角膜偏心率，e > 0.5。 ✓ 角膜曲率（弧度），K 41.00-45.00 D。 ✓ HVID > 11.0 mm。 ✓ 近視球面度數小於 6.00 DS，散光度數少於 2.00 DC。 ✓ 散光軸度為順散（180±30）。	✗ 高度近視（近視度數大於 6.00 D）。 ✗ 散光軸度為逆散（90±30）或不規則散光。 ✗ 高度晶體散光。 ✗ 亮室瞳孔大小大於 6 mm。 ✗ 角膜屈光度太平。 ✗ 配合度低、年紀太小之患者或抱有太高期望的患者。 ✗ 眼睛本身有任何的感染、乾眼症、角膜、結膜或眼瞼的眼疾，眼部出血、刺痛和會影響眼睛的全身系統疾病。

　　驗配前應先詢問病人是否曾戴過硬式隱形眼鏡或軟式隱形眼鏡，若有，在驗配前必須要求配戴者停戴軟式隱形眼鏡至少 3 天以上，硬式隱形眼鏡則需停戴至少 2-4 星期以上。

二、驗配前的檢查項目

　　1. 裸視視力以及矯正後視力。

　　2. 屈光檢查（Manifest ref. error）。

　　3. 角膜弧度（Keratometry）。

　　4. 角膜地形圖，角膜地形圖為必要的檢查，在配戴 OK 鏡片前後量 Topography（角膜地形圖）可以有效地給予配戴者較準

確的處方。

5. 裂隙燈檢查，檢查角膜是否健康。

6. 角膜直徑（HVID）。

7. 瞳孔大小（Pupil sizes）。

8. 眼壓（IOP）。

9. 角膜淚液分布的狀態（Tear assessment）。

10.鏡片的動態與靜態評估（Lens fitting）（Dynamic and static fitting）。

三、角膜地形圖（Topography Map）

角膜地形圖有三種，軸基圖（Axial map）、切線圖（Tangential maps）以及屈光度圖（Refractive map），每種圖示所表達的目的皆不相同：

1. 軸基圖：又稱為矢狀圖，可以估計出角膜的偏心率 e、P 以及 Q 值。

2. 切線圖：可以評估出角膜各區域的形狀高低，觀察到角膜真正的形狀，辨別出角膜各區域是否有突起或凹陷。

3. 屈光度圖：依照角膜各區域的屈光度所繪製的圖形，可以從屈光度圖辨別出角膜各區域的屈光度。

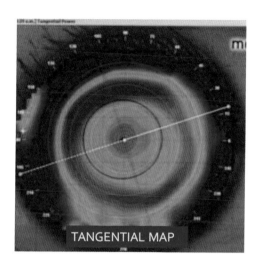

四、鏡片的選擇

鏡片選擇的直徑需小於配戴者 HVID 約 1.0-1.5mm。

常見的驗配方法有三種：

1. 依據經驗：評估角膜弧度、角膜偏心率、角膜直徑以及屈光
   度數。

2. 依照試戴片做調整：依照角膜偏心率、角膜弧度以及試戴片
   的評估結果作調整，選出較適合的鏡片。

3. 依據電腦數據：將配戴者的角膜基本參數輸入至電腦軟體
   內，依照數據結果設計鏡片，角膜的基本參數包含配戴者的
   屈光度數、角膜地形圖數據、角膜直徑。

驗配時可搭配使用螢光染色劑以及角膜地形圖，檢查驗配結果
是否良好。

五、鏡片評估

1.理想狀態

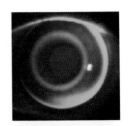

(1)鏡片完全覆蓋角膜輪部。

(2)垂直方向的鏡片滑動度約1.0-2.0 mm。

(3)螢光染色如圖。

(4)寬廣的中間壓迫區約 5 mm。

(5)螢光染色後反轉弧寬度約爲 1 mm。

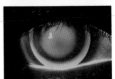

(6)鏡片定位良好、對稱。

2.鏡片太陡(鏡片矢狀高度太高)

(1)鏡片滑動度少。

(2)螢光染色後鏡片中心積水。

(3)屈光矯正度數不足,未能達到處方度數。

(4)邊弧翹角不足。

(5)在角膜地形圖上會看到哭臉的形狀(Frown Face pattern)。

(6)在角膜地形圖上會發現中央島(Central Island)。

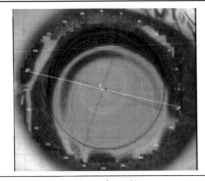	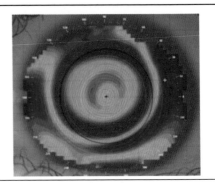
哭臉的形狀	中央島

3.鏡片太平

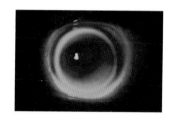

　　⑴鏡片滑動度多。

　　⑵鏡片偏位多。

　　⑶邊弧翹角太多。

　　⑷螢光染色後角膜中央接觸過多。

　　⑸在角膜地形圖上會看到笑臉的形狀（Smile Face pattern）。

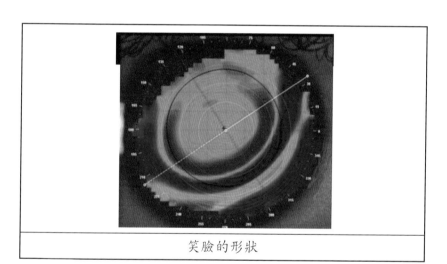

笑臉的形狀

4.鏡片太小

　　⑴鏡片會橫向偏離中心。

　　⑵處理方法：增加鏡片直徑，但同時也必須將平行弧改
　　　平，避免鏡片過緊。

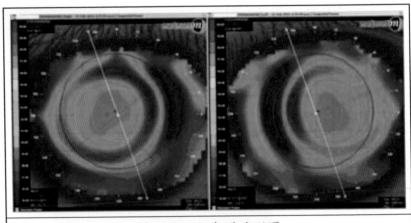

橫向偏心之角膜地形圖

六、鏡片評估的期望值

1. 角膜偏心率越高、角膜弧度越凸效果越好。

2. 近視球面度數 > 5.00 D 、散光（> 1.50 WTR, > 0.75 ATR）──效果較差──建議配戴散光片。

3. 配戴時間長短、頻率都會影響配戴完後的白天視力以及持續時間。

4. 配戴第一天平均可以減少 70% 的目標，配戴 1-2 星期可以達到 100% 的目標。

5. 可考慮減少配戴時間或頻率，假如白天度數維持在遠視。

肆、驗配時常見的問題

1. 鏡片吸附在角膜上（Lens binding）（lens compression sign

on cornea）

⑴ 將平行弧改平或增加邊弧翹角。

⑵ 在晚上配戴鏡片前，以及白天取下鏡片前，使用濕潤液
　（Rewetting drop）。

2. 角膜螢光染色（Corneal staining）

⑴ 如果螢光染色擴散，表示患者淚液量過少，或是對隱形
　眼鏡藥水過敏。

⑵ 如果螢光染色集中在中央，可能因鏡片過平導致角膜機
　械性摩擦，或鏡片上有沉積物堆積，甚至是角膜缺氧水
　腫。

3. 角膜面紗狀淺凹（Dimple veiling）

⑴ 原因：矢狀高度太高導致基弧或反轉弧太陡。

⑵ 處理方法：需要將基弧或平行弧改平或減少鏡片直徑。

4. 因角膜地圖儀上出現中央島而導致的視力不佳

⑴ 原因：矢狀高度太高。

⑵ 處理方法：需要將反轉弧或將平行弧改平。

5. 因為中間壓迫區太小導致視力不佳

處理方法：需要降低矢狀高度的高度。

6. 配戴鏡片後誘發出多餘的散光

處理方法：將反轉弧或基弧改平。

7. 疊影（Ghost image）

⑴ 原因：過小的中央壓迫區，且因瞳孔過大或鏡片中心定
　位不佳導致影像有疊影。

⑵ 處理方法：需增加基弧或鏡片直徑。

伍、驗配注意事項

1. 眼睛健康狀態，包含眼壓、角膜地形圖以及眼底檢查。
2. 屈光檢查，包含自動驗光、檢影鏡驗光、自覺式驗光，但在配戴角膜塑型片後因角膜重新塑形無法用自動驗光以及檢影鏡驗光檢查屈光度數，只能用自覺式驗光做屈光檢查。
3. 回診時間為驗配後隔天、一星期、兩星期、一個月及往後的每三個月。
4. 若病人在配戴上有不適的情形，可以改變鏡片的設計，包括改直徑、改邊弧設計。
5. 只利用螢光染色評估配戴角膜塑型片可能會有誤差，所以臨床上建議觀察角膜地形圖還是最佳的驗配方法。基弧主要設計為壓平角膜中央位置，通常度數會比處方度數多壓 0.50-0.75D，使配戴後達到有遠視度數效果，使白天拿掉鏡片能維持較長時間的清楚視力。

   從裂隙燈中觀察看到鏡片基弧在壓平角膜中央時，鏡片中央看似沒有螢光染色，但事實上鏡片中央區域並不會真正碰觸到角膜表面，雖然在螢光染色的評估下角膜中央染色看似沒有淚液，但因人眼能夠辨識的淚液量約為 20 μm，配戴角膜塑型片後角膜中央的淚液染色約為 10 μm，人眼無法辨識出微小的染色量，以致於會有鏡片完全貼到角膜表面的錯覺。
6. 鏡片中心偏位在 0.3mm 內為可接受範圍，若鏡片偏位太多可能造成矯正後視力不良或誘導出順散的散光（軸度 180±30，WTR astigmatism）。

陸、配戴角膜塑型片的注意事項

1. 良好的鏡片護理習慣。

2. 衛教宣導以及學習如何正確地配戴鏡片及取下鏡片。

3. 最少配戴時間不得少於 6-7 小時。

4. 角膜塑型片的配戴並不同於一般的硬式隱形眼鏡，若有不慎很可能會引起角膜的血管充血、磨損或潰瘍。

5. 角膜塑型片將角膜重新塑形是可逆的，取下鏡片後若沒有繼續配戴鏡片，近視度數會回復到原本的屈光度數。

6. 定期複診是確保長期配戴隱形眼鏡成功的必要條件，檢查的程序則包括了鏡片中心定位、鏡片移動度、鏡片服貼度、螢光劑染色和角膜健康情況評估等等。

7. 配戴角膜塑型片常見的問題有角膜擦傷、或因鏡片偏位而誘發出多餘的散光，因此定期回診檢查是很重要的。

第14章　圓錐角膜隱形眼鏡驗配

　　圓錐角膜（Keratoconus）是一個漸進式的病症，這種病症會造成角膜越來越薄及變形並導致視力模糊下降，通常發生在角膜中下方向前凸出且形成圓錐形狀，此疾病並不常見（發生率約為1/2000），但在紐西蘭發生率高於世界標準。圓錐角膜發生原因至今仍不明確，但知道有先天及後天因素存在，圓錐角膜患者常同時患有過敏、氣喘、異位性皮膚炎且時常有嚴重揉眼的習慣，發病年紀通常為10-25歲之間，很少數在40歲之後才發病。當角膜漸漸地變成圓錐狀，視力也隨著模糊與變形，通常是圓錐角膜的第一個臨床症狀。由於角膜變成圓錐狀因此遠距離及近距離視力皆會受到影響，在使用網膜檢影鏡檢查時會觀察到反射光呈剪刀狀運動。初期階段矯正後視力大部分仍可接受，但會發現近視、規則或不規則散光增加，單眼複視與疊影、夜間眩光、畏光問題也是很常見的。在初期的圓錐角膜患者大多可使用眼鏡或軟式隱形眼鏡矯正，但持續發展則需特殊的硬式隱形眼鏡做矯正，對大部分的患者，隱形眼鏡皆可滿足他們需求，但約15%的患者圓錐角膜症狀持續發展直至隱形眼鏡無法矯正時，則需要進行更進一步的角膜治療或移植。

　　雖然角膜移植伴隨著相當多的風險但成功率算是相當高，在角膜移植及穩定後硬式隱形眼鏡仍可搭配使用，特殊圓錐角膜硬式隱形眼鏡配戴者需要比一般隱形眼鏡配戴者更常定期追蹤，因角膜形

狀改變速度可以相當快速，因此隱形眼鏡需要時常確認來保持良好視力及舒適度，並在需要時予以更換。在早期圓錐角膜亦可進行角膜 Crosslinking，又稱 C3R 或 CXL。治療方式是為了讓患者的角膜可以更加堅韌以減少變形，此種治療方式需使用 B12 或 Riboflavin 及紫外光來硬化角膜基質，但此手術方式並無法回復手術前在角膜已造成的傷害，因此對於青少年是最有用的。圓錐角膜有遺傳的因素在內，若家人有圓錐角膜者，建議家族需做篩檢檢測。

　　本章節目的：

　　1. 能夠從角膜地圖儀上圖片判讀圓錐角膜的特徵。

　　2. 經由所發現的特徵來決定所使用之試戴片種類並進行驗配。

　　3. 鏡片配戴問題排除。

壹、角膜地形圖與圓錐角膜

　　使用角膜地圖儀測量可提供有價值之資訊來判別及管理圓錐角膜患者，這些患者之角膜地圖常會反應出角膜的不平整性或特別陡峭之位置（通常 > 46 D）及很高的模擬角膜弧度值（Sim K value）。角膜地形圖在驗配時可提供鏡片與角膜觸碰位置（角膜最陡）、鏡片與角膜分離的位置，或在螢光染色時會出現很深的水窪，也可幫助選擇鏡片之基弧，讓驗配者能夠更快速、更成功的驗配鏡片。

　　角膜地形圖需觀察：

　　1. 對稱性

　　　⑴ 角膜上半部及下半部對稱性。

2. 角膜規則程度。

3. 角膜規則形狀。

4. 角膜散光的種類及程度。

5. 模擬 K 值。

6. 角膜 K 值差。

7. 角膜最大 K 值。

8. 瞳孔大小。

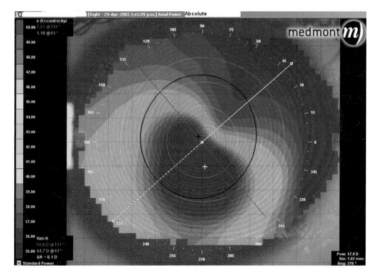

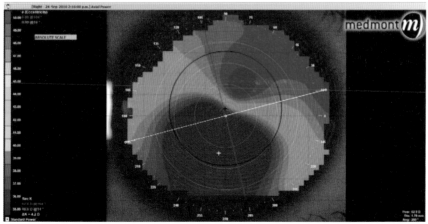

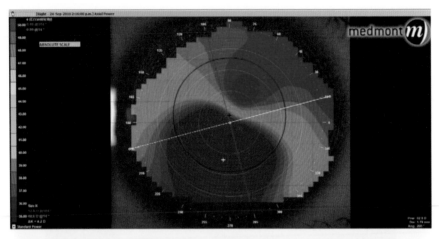

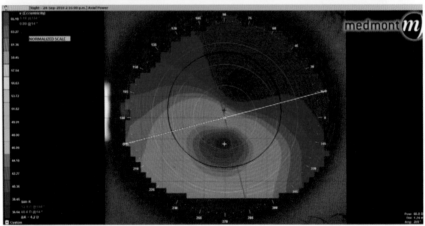

貳、圓錐角膜鏡片驗配步驟

　　以角膜地形圖數據來選擇起始鏡片之中央基弧：

　　方法一：由角膜地圖上所顯示之資料來查詢角膜最陡及最平之
數值，所選擇數值之基弧為較角膜最陡處平 1/3-1/4 之 K 值改變量
△ K。例：角膜最陡為 49.00D，最平為 41.00D，△ K 為 8.00D，

鏡片初始基弧選擇為 49.00D – (8.00D×1/4) = 47.00D。

　　方法二：使用圓錐角膜特殊隱形眼鏡廠商所給予之驗配表格。

　　方法三：使用角膜弧度儀上之 Sim K 之 1/3 △ K 加上較平 Sim K。

參、圓錐角膜驗配在臨床上的檢查

　　使用配適評估及視力來評估圓錐角膜患者在配戴隱形眼鏡的情形。

1. 決定靜態時的最佳鏡片基弧

   ⑴找出角膜最陡及最平之間可接受的平衡點。

   ⑵不要對圓錐處造成壓迫，1-2.5mm 之觸碰是可接受的。

   ⑶鏡片與角膜之間不可有過度的拱形圓頂而導致過多的間隙，造成視力不佳。

2. 確認邊緣翹角是否需要增加或減少，散光鏡片或特殊設計。

3. 確認是否需要改變鏡片大小來提升患者配戴狀況（增加鏡片直徑讓眼皮與鏡片接觸，Semi Scleral Lenses 來預防鏡片時常掉出）。

4. 當鏡片選擇好並配戴後進行戴鏡驗光，以尋找及調整戴鏡最佳視力（鏡片比較平一般視力會比較好，但會摩擦到圓錐處，較陡之鏡片視力較差，但較不易摩擦到圓錐處，因此需要經由檢測並找到平衡點）。

肆、圓錐角膜驗配指南

圓錐角膜的驗配是需要不斷嘗試及修改的。

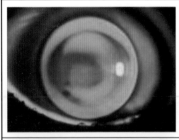	1. 三點觸碰 • 非常輕微觸碰圓錐處頂端，但圓錐周邊皆不能觸碰。 • 鏡片旁中心輕觸角膜。 • 鏡片之邊緣翹角無觸碰到角膜。 • 此方式能讓鏡片在角膜上的力量能夠較平均分配。
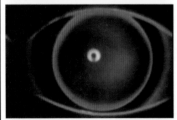	2. 圓錐頂點間隙 • 此方法為減少對圓錐處的壓迫及傷害 • 需注意因鏡片比較陡，可能會導致角膜吸住鏡片或無法進行淚液交換。
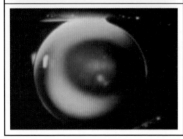	3. 圓錐頂點觸碰 • 越大的頂點觸碰會幫助鏡片觸碰，但過多的觸碰會導致角膜受損及結疤。

1. 臨床上最常使用的為三點觸碰，選擇與比較陡 K 相等的鏡片基弧，進行螢光染色搭配鈷藍光評估（若需要可搭配 Wratten 濾片）。若發現鏡片頂端有空隙，則將基弧逐漸修改變平，直至鏡片頂端與角膜達到最小接觸，此時會形成一類似靶心的型態，頂端輕微接觸、中心有間隙、旁中心接觸

及邊緣有間隙。

2. 鏡片設計必須要有良好的中心定位。

3. 光學區直徑應視情況減少，一常見方式為選擇光學區直徑等
於鏡片曲率半徑，例如鏡片中心基弧 = 7.00mm，光學區直
徑 = 7.00mm。

4. 當角膜旁邊緣及邊緣快速變平時則需要使用多個邊緣弧度的
鏡片，邊緣弧度應比傳統設計更平坦及更寬。

5. 不規則散光的角膜很少使用雙散鏡片。

6. 依照角膜曲率建議驗配參數如下：

第一級	平均 K 值 <45D	<ul><li>可用框架眼鏡矯正</li><li>輕微的散光增加</li><li>輕微或無角膜變形</li><li>正常範圍的角膜弧度數據</li><li>角膜地圖上發現輕微的角膜變陡</li><li>檢影鏡檢查發現輕度的剪刀狀反射</li><li>很難診斷出來</li></ul>	傳統隱形眼鏡設計
第二級	平均 K 值 = 45D-50D	<ul><li>使用角膜地圖觀察到角膜變形及不規則散光</li><li>近視度數加深，散光改變</li><li>角膜弧度測量出 1-4D 的變化</li></ul>	鏡片直徑 = 9.0mm 光學區直徑＝鏡片基弧 Tetracurve design（四邊弧設計）
第三級	平均 K 值 = 50D-55D	<ul><li>最佳矯正視力大幅下降</li><li>很難準確使用角膜弧度儀測量角膜，因為角膜變形</li><li>角膜曲率變陡 5-10D</li><li>不規則散光通常增加 2-8D</li><li>裂隙燈檢查會發現角膜變薄、Vogt 條紋、角膜色素環、可能會出現角膜疤痕</li></ul>	鏡片直徑 = 8.6-8.8mm 光學區直徑＝鏡片基弧 Tetracurve design 或 Pentacurve design（四邊或五邊弧設計） 邊緣曲率半徑 = 12.00 mm 邊緣曲率寬度 = 0.3-0.4mm

| 第四級 | 平均 K 值 = 55D-60D | • 上述症狀加重，角膜變陡至 55D
• 圓錐頂點有疤痕存在
• 出現 Munson 現象（往下看時下眼瞼突出） | 鏡片直徑 = 8.0mm
光學區直徑 = 鏡片基弧
Pentacurve design（五邊弧設計）
邊緣曲率半徑 = 12.00 mm
邊緣曲率寬度 = 0.3-0.4mm |

資料來源：參考 RGPLi Keratoconus fitting guide。

伍、角膜變形與圓錐角膜之比較

在臨床上角膜變形容易被誤判成圓錐角膜。以下為簡略分辨之方式。

	角膜變形	圓錐角膜
發展史	• 長時間配戴硬式隱形眼鏡造成，通常在 PMMA 或低 Dk 鏡片上發現	• 不一定是隱形眼鏡配戴者 • 通常有特殊適應症病史
裂隙燈評估	• 角膜缺氧及鏡片定位偏心所致	• 受影響的區域角膜變薄 • Vogt 條紋 • 角膜疤痕 • 角膜色素環
角膜地形圖檢查	• 很少角膜弧度超過 50D • 輕微的不規則的地圖出現，但停戴隱形眼鏡或換成高 Dk 鏡片後會逐漸消失	• 在圓錐頂端通常會大於 50D • 不規則圖形會持續進展，受影響的區域會逐漸變陡 • 最陡的區域通常在下方

第15章　隱形眼鏡校驗

　　當經過隱形眼鏡驗配檢查後會向廠商訂製隱形眼鏡。如隱形眼鏡為特別訂製或另有需求修改，則時常需要做隱形眼鏡鏡片確認與校驗。在進行校驗前需了解軟式（Soft）及硬式（Hard/Rigid）隱形眼鏡之相關參數、熟悉各類隱形眼鏡製造之精準度，以及可重複使用所採用之標準及評估隱形眼鏡各個部分之外觀及參數。

壹、硬式隱形眼鏡基本設計

後表面設計：

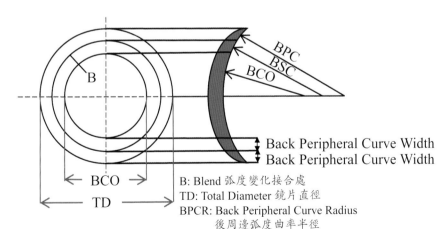

Back Peripheral Curve Width
Back Peripheral Curve Width

B: Blend 弧度變化接合處
TD: Total Diameter 鏡片直徑
BPCR: Back Peripheral Curve Radius
　　　　後周邊弧度曲率半徑
BSCR: Back Secondary Curve Radius
　　　　後第二弧度曲率半徑
BCOR: Back Central Optic Radius
　　　　後光學中心曲率半徑，又稱基弧（Base Curve, BC）
BCOD: Back Central Optic Diameter
　　　　後光學中心直徑，又稱後光學區直徑（Back Optic Zone Diameter, BOZD）

貳、隱形眼鏡參數及測量方法

一、硬式隱形眼鏡參數

硬式隱形眼鏡（Rigid Gas Permeable, RGP）參數	使用儀器
後光學中心曲率半徑（Back Central Optic Radius, BCOR）	曲率半徑測量儀（Radiuscope）、角膜弧度儀（Keratometer）
前光學中心曲率半徑（Front Central Optic Radius, FCOR）	曲率半徑測量儀、角膜弧度儀
前與後頂點度數（Back& Front Vertex Powers）	驗度儀（Vertometer/Lensometer）
後光學中心直徑（Back Central Optic Diameter, BCOD）	手持式放大鏡（Handheld Magnifier）
鏡片直徑（Lens Diameter）	手持式放大鏡、V gauge 驗度儀、Reticle magnifier
稜鏡（Prism）	驗度儀（Vertometer/Lensometer）
鏡片厚度（Lens Thickness）	曲率半徑測量儀上之厚度計
鏡片邊緣、表面品質、孔洞（Edge, Surface Quality, Fenestrations）	顯微鏡（Microscope）/ 裂隙燈（Slit-lamp）/ 手持式放大鏡

二、軟式隱形眼鏡參數

軟式隱形眼鏡（Soft Contact Lens, SCL）參數	使用儀器
後光學曲率半徑（Back Optic Radius）	軟式隱形眼鏡分析儀（Optimec Soft Lens Analyser）
後頂點度數（Back Vertex Powers, BVP）	驗度儀
鏡片直徑	Optimec
鏡片厚度	Optimec
表面品質	顯微鏡／裂隙燈／手持式放大鏡

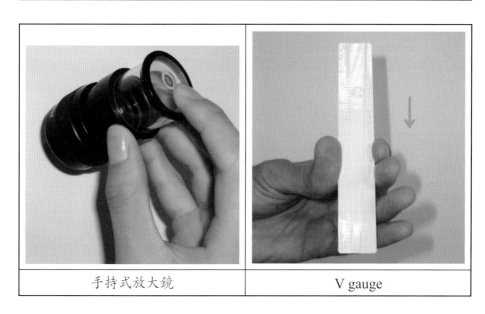

手持式放大鏡	V gauge

參、軟式及硬式隱形眼鏡可接受之誤差範圍建議

　　在評估隱形眼鏡參數時，最重要的是確認所訂製鏡片與校驗後

之參數是否有誤差。若所測量之數據與預期值有誤差時需注意此誤差是否可接受，下表為軟式及硬式隱形眼鏡可接受之誤差範圍。

RGP 隱形眼鏡可接受之誤差範圍建議	
直徑（Diameter）	±0.05mm
後光學中心直徑接合處──Light（BCOD Light Blend）	±0.05mm
後光學中心直徑接合處──Heavy（BCOD Heavy Blend）	±0.1mm
後光學中心曲率半徑（BCOR）	±0.02mm
周邊弧度直徑（Peripheral Curve Diameter）	±0.05mm
周邊弧度曲率半徑（Peripheral Curve Radius）	±0.1mm
後頂點度數 +10.00D 至 -10.00D（Back Vertex Powers, BVP）	±0.12D
後頂點度數高於 ±10.00D	±0.25D
稜鏡（Prism）	±0.25 △
散光度數 < 2.00D（Cylinder Power）	±0.25D
散光度數 2.00D-4.00D	±0.37D
散光度數 > 4.00D	±0.50D

軟式隱形眼鏡可接受之誤差範圍建議	
直徑 含水量 < 50%	±0.05mm
直徑 含水量 > 50%	±0.1mm
後光學中心直徑接合處	±0.1mm
後光學中心曲率半徑	±0.5mm
後頂點度數 +10.00D 至 -10.00D	±0.12D

軟式隱形眼鏡可接受之誤差範圍建議	
後頂點度數高於 ±10.00D	±0.25D
稜鏡	±0.25 △
散光軸度（Cylinder Axis）	5°
中心厚度（Centre Thickness）	±0.2mm

肆、實作練習

一、鏡片觀察

使用裂隙燈確認鏡片表面品質。

請仔細觀察評估鏡片表面品質，邊緣品質，識別標誌或任何特徵。

軟式隱形眼鏡	描述觀察情形
Lens 1	
Lens 2	
硬式隱形眼鏡	
Lens 1	
Lens 2	

二、曲率半徑測量儀：RGP 基弧及中心厚度

- 基弧曲率半徑（Base Curve Radius, BCR）：＿＿＿＿＿＿mm
- 鏡片中心厚度（Centre Thickness）：＿＿＿＿＿＿mm
- 在下方畫出在測量儀觀察鏡片之影像

三、清潔 RGP 鏡片及測量鏡片參數

使用表面活性清潔劑清潔 RGP 鏡片，並使用 V- gauge 及手持放大鏡測量周邊弧度及鏡片直徑：

使用表面活性清潔劑清潔鏡片，首先在鏡片滴幾滴清潔劑，輕輕搓洗約 10 秒鐘再換面搓洗，兩面皆清洗完成後，使用食鹽水將鏡片上之清潔劑沖洗乾淨，最後用柔軟紙巾輕輕將鏡片壓乾並使用小型放大鏡評估清潔後之鏡片。鏡片總直徑（Overall/Total Diameter, OAD/DIA）使用 V-gauge 及手持放大鏡測量。

- Lens1：＿＿＿＿＿mm（記錄至小數一位）使用 V-gauge
- Lens1：＿＿＿＿＿mm（記錄至小數一位）使用小型放大鏡

- Lens2：＿＿＿＿＿mm（記錄至小數一位）使用 V-gauge
- Lens2：＿＿＿＿＿mm（記錄至小數一位）使用小型放大鏡

使用小型放大鏡測量鏡片總直徑，後光學區直徑（Back Optic Zone Diameter, BOZD），可辨識之鏡片旁中心弧度（Intermediate Curve, IC）或周邊弧度（Peripheral Curve, PC）之寬度。注意：若為高度數鏡片前光學區直徑可能比 BOZD 大約 0.1mm。

- OAO/DIA：＿＿＿＿＿＿＿＿mm（記錄至小數一位）

- OZ/BOZD：_____mm（記錄至小數一位）
- IC 寬度：_____mm（記錄至小數一位）
- IC 直徑：_____mm（記錄至小數一位）
- PC 寬度：_____mm（記錄至小數一位）
- PC 直徑：_____mm（記錄至小數一位）
- 畫出 RGP 鏡片，並標示出 DIA、OZ、IC、PC 的位置

四、測量硬式隱形眼鏡之後頂點度數

使用驗度儀（Vertometry/Lensometer）測量硬式隱形眼鏡之後頂點度數（Back Vertex Power, BVP）：由於 RGP 鏡片光學區直徑及弧度較一般隱形眼鏡小，因此需搭配隱形眼鏡專用之鏡片架使用。

- Lens1：_____
- Lens2：_____

使用驗度儀（Vertometry/ Lensometer）測量軟式隱形眼鏡之後頂點度數（Back Vertex Power, BVP）：
測量前請先將鏡片上多餘之水分吸乾。

- Lens1：_____
- Lens2：_____

五、軟式隱形眼鏡參數校驗

使用 Optimec 進行測量

- 鏡片直徑（TD）：＿＿＿＿＿＿mm（記錄至小數一位）
- 基弧（BC）：＿＿＿＿＿＿mm（記錄至小數二位）
- 中心厚度：＿＿＿＿＿＿mm（記錄至小數二位）

壹、角膜缺氧（Corneal Hypoxia）所引發的併發症

一、上皮（微囊）小囊腫（Epithelial Microcysts）

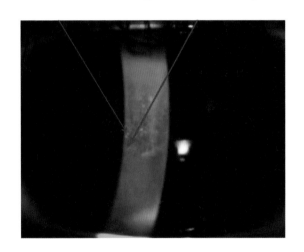

　　因代謝（缺氧）改變引起有絲分裂速率變慢，導致細胞的殘留物和不正常細胞的成長，又稱為 Dead cells，為上皮細胞的一層會慢慢的往外推，一開始發生在上皮細胞的內層然後慢慢往角膜的前表面移動。

　　併發原因：

1.通常配戴持續配戴型（EW Contact Lens）的軟式隱形眼鏡比日戴型隱形眼鏡（DW Contact Lens）更容易發生，或透氧度低的硬式隱形眼鏡（例如：PMMA、low DK RGP）導致

上皮細胞長期缺氧（數週～數月）造成角膜代謝能力下降。

2.病人的免疫系統對藥水的防腐劑產生的過敏反應

病徵（Clinical signs）及症狀（Symptoms）：

病徵：形狀小（約 15-50um），且半透明呈不規則點狀，常見於角膜中央或中間周圍的地方；可被螢光劑染色（Fluorescein dye），可用裂隙燈背面照射反射法（Retro-illumination）觀察，因本身折射率高於周圍的組織所以會產生反向照明（Reversed illumination），若有染色點稱為陽性染色，若為黑點則稱陰性染色。

症狀：無徵狀或輕微的視力模糊。

3.處理方法

若 < 25 個則無需處理，若 > 25 個需考慮增加鏡片透氧度

⑴重新驗配隱形眼鏡，更換成透氧度高的材質或改變配戴時間。

⑵如果懷疑是防腐劑引起的，則更換藥水（例如：雙氧系列藥水）。

觀察改善後現象，可能會出現回彈效應（在減少前先增加），因此可能需要觀察幾個月。

二、上皮空泡（液泡）（Epithelial Vacuoles）

1.併發原因

好發於配戴持續配戴型軟式隱形眼鏡，通常配戴一週後就可能會出現此症狀。

2.病徵及症狀

通常在角膜中間周圍的地方發現，形狀小（但比 microcysts 囊腫小）呈正圓或橢圓突起且充滿液體，類似微小的氣泡，可用裂隙燈背面反射照射觀察，呈現出來的是非反向照明（Unreversed illumination）。病人通常無感或表示輕微的視力模糊。

3.處理方法

重新驗配隱形眼鏡，更換成透氧度高的材質。

三、角膜上皮水腫（Epithelial Edema）

1.併發原因

當眼睛接觸到滲透壓低的藥水，反射性的眼淚狂流或是正在適應硬式隱形眼鏡時，導致上皮細胞間液體堆積。發生時可能同時具有毒性反應、慢性基質水腫和葡萄膜炎。

2.病徵及症狀

裂隙燈檢查可用角鞏膜漫射法或背面反射法觀察，也可能被螢光染色。可觀察到朦朧的角膜。病人常抱怨視力模糊、看到光暈、畏光。

3.處理方法

⑴ 確認藥水是否有容易引起毒性反應的成分。

⑵ 初次配戴硬式隱形眼鏡者，慢慢增加配戴時間。

⑶ 至少在起床後一小時後再配戴隱形眼鏡。

⑷ 確保鏡片沒有缺角或變形。

四、角膜基質水腫（Stromal Edema）

1.併發原因

⑴角膜缺氧、表皮層組織缺氧及血碳酸過多。

⑵淚液層滲透壓低。

⑶長時間眼皮緊閉。

通常配戴日戴型（DW）水膠軟式隱形眼鏡會造成 2-7% 的角膜水腫、持續配戴型（EW）水膠軟式隱形眼鏡會造成 7-14% 的角膜水腫，如果隔夜配戴者角膜水腫超過 8% 則過多。

2.病徵及症狀

表皮層或後方基質因水腫而皺褶，5% 的水腫會觀察到條紋狀（Striate）出現，9-10% 內皮細胞會有摺痕狀（Fold）。一般無症狀，除非水腫非常嚴重。如果水腫超過 10%，病人則會抱怨視力下降、戴眼鏡視力模糊、有光暈，但屈光度數一般不會有所變化。

如果水腫是集中在一處，用裂隙燈它會呈現示出灰色的。

3.處理方法

⑴減少配戴隱形眼鏡的時間。

⑵不得再使用持續配戴型的隱形眼鏡。

⑶增加鏡片的透氧度（Dk/L）。

五、條紋／折痕（Striate & Folds）

1.併發原因

角膜因缺氧，隨著二氧化碳增加導致乳酸堆積，使基質層的滲

透壓改變及角膜水腫。常見於軟式水膠鏡片，尤其是低鏡片透氧率（Dk/t）的鏡片或持續配戴型的軟式隱形眼鏡。

2.病徵及症狀

出現在深部基質（Stroma）及德斯密氏膜（Descemet's membrane），以縱向的方式呈現，角膜厚度增加。患者有可能會抱怨視力模糊，與低度近視轉移有關。

⑴條紋：當膨脹積水大於 5-6%，在後基質層有細小、白色、縱向的線，觀察到的線不會分歧。當膨脹積水程度越大，條紋明顯度和數量越多。

⑵折痕：當水腫積水大於 9-10%，可用直接照射法在角膜基質深層或德斯密氏膜上看到明亮的線，或是用鏡面反射法在角膜內皮層看到長、直、暗色的線。且觀察到的線會交叉或分歧。常見於配戴持續配戴型隱形眼鏡整夜後、或者配戴一般遠視或厚度較厚的水膠軟式隱形眼鏡。

3.處理方法

⑴增加角膜氧氣的供給，使用高透氧鏡片，例如：矽水膠隱形眼鏡、硬式高透氧隱形眼鏡。

⑵減少隱形眼鏡的配戴時間。

⑶減少隱形眼鏡的影響。

六、減少上皮細胞黏著（Reduced Epithelial Adhesion Signs）

1.併發原因

因角膜缺氧，使角膜上皮細胞厚度變薄、半橋粒（Hemidesmosome）密度減少。

2.病徵及症狀

上皮細胞脫落，患者可能無症狀也有可能非常疼痛。

3.處理方法

增加鏡片的透氧度。

七、角膜衰竭症候群（Corneal Exhaustion Syndrome）

1.併發原因

現今材質很少出現，角膜長期缺氧所造成，例如配戴 PMMA 鏡片、低含水量軟式散光隱形眼鏡、低含水量軟式高度數隱形眼鏡。

2.病徵及症狀

⑴角膜酸性化，且角膜內皮細胞功能被破壞，角膜內皮細胞異常多樣化、變形、不平坦。

⑵屈光度數不規則改變。

⑶角膜地圖影像扭曲。

⑷急性角膜水腫及瀰漫型點狀角膜炎。

⑸角膜基質層混濁。

⑹患者可能突然間無法繼續配戴隱形眼鏡或大量減少配戴時間，且抱怨視力模糊。

⑺角膜敏感度下降。

3.處理方法

增加鏡片材質透氧度，改用矽水膠隱形眼鏡或硬式隱形眼鏡。

八、角膜血管新生（Corneal Vascularization）

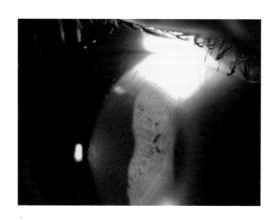

1.併發原因

⑴長期慢性的角膜缺氧，刺激輪部（Limbus）外圍的血管向角膜內成長。

⑵因機械性或保養藥水毒性所引起的角膜上皮損傷。

⑶在鄰近角膜的組織有免疫性或化學性的變化。可能與角膜受傷過或感染過有關。

2.病徵及症狀

血管穿過輪部向角膜生長的新生血管（> 0.75mm），容易在輪部的上下區域觀察到，因爲有上眼瞼覆蓋造成氧氣供給下降，通常與其他病徵相關（上皮缺損／缺氧／機械性），角膜邊緣霧狀，雙眼可能同時發生。

可能會在基質層表面或深部觀察到：

(1) 基質層表面：侵入的血管與輪部外圍的血管是相連的。

(2) 基質層深部：新生的血管在角膜內消失在輪部附近。

(3) 血管形狀：環狀（長進去又長出來，無血液，表示缺氧情形已排除）；樹枝狀（長進去，有血液，表示角膜持續缺氧）。

3.處理方法

停止配戴隱形眼鏡、改用高透氧材質的鏡片或避免邊緣過緊鏡片，一般預後狀態良好，但會留下透明血管。

九、角膜混濁（Corneal Haze）

1.併發原因

戴 PMMA 或低透氧硬式隱形眼鏡最有可能造成基質積水。

2.病徵及症狀

積水（水腫）的地方會把光線亂折射，且會有霧狀或雲狀的外觀，而顏色通常是淡灰色的。可用裂隙燈的角鞏膜漫射法（Sclerotic scattering technique）看到角膜中心有霧狀，基質積水明

顯的集中在角膜正中央。

3.處理方法

重新配隱形眼鏡，換透氧度高的。

十、角膜內皮水腫（水泡）（Blebs）

1.併發原因

(1)急性角膜缺氧及碳酸與乳酸增加，角膜 PH 值下降導致角膜內皮細胞間水腫。

(2)不適應隱形眼鏡，常見於閉眼時配戴隱形眼鏡或配戴低 Dk 的鏡片。

(3)可能會導致內皮細胞多狀症的形成。

2.病徵及症狀

(1)裂隙燈檢查：利用鏡面反射法觀察內皮細胞會觀察到黑點。

(2)配戴隱形眼鏡後 10 分鐘內會出現，最明顯是在 20-30 分鐘。

(3)經過配戴隱形眼鏡幾週後，情況會改善 —— 一種適應現象（Adaptation event）。

(4)通常病人不會抱怨有症狀。

3.處理方法

(1)不需要。

(2)如果裂隙燈觀察到內皮細胞間有 15% 的區域有黑點，應

改變鏡片的透氧度（DK/L）。

十一、內皮細胞多狀症（Polymegathism）

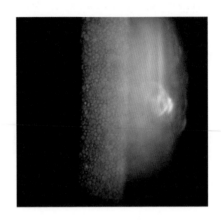

1.併發原因

　　⑴當角膜是在長期慢性的缺氧狀態下，內皮細胞會變得不
　　　規則，很少發生在戴新型的硬式鏡片材質，因為硬式透
　　　氧度較高。

　　⑵局部的 pH 值改變。

2.病徵及症狀

　　⑴用放大倍數很高的裂隙燈來看內皮細胞大小與形狀的差
　　　異。

　　⑵裂隙燈檢查：用鏡面反射法（Specular reflection
　　　technique），放大倍率要很高。

　　⑶有內皮細胞多狀症之後就無法消除，不戴隱形眼鏡或換
　　　戴高透氧的隱形眼鏡只能讓情況不再惡化，並不會把變

形的細胞變回規則形狀。

(4) 與角膜衰竭症候群（Corneal Exhaustion Syndrome）有關係，或是同時並存。

3.處理方法

重新配隱形眼鏡，換透氧度高的。

十二、角膜緣（輪部）充血（Hyperemia-Limbal）

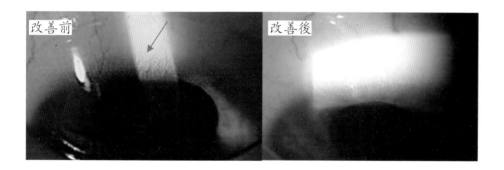

1.併發原因

常見於軟式隱形眼鏡配戴者，與角膜缺氧和配戴時間過久有關係，也可能與角膜發炎、化學刺激、物理性刺激（鏡片過緊或不符貼）、過敏反應或淚液層滲透壓變化有關。

2.病徵及症狀

(1) 角膜輪部充血。

(2) 症狀不一定，依病因而有所不同。

3.處理方法

(1) 改變鏡片的設計或改變鏡片的透氧度，例如 RGP，藉此改善角膜周邊位置的透氧度。

(2) 減少配戴隱形眼鏡的時間。

(3) 移除其他可能原因。

貳、鏡片材質（Mechanical Related）所引發的併發症

一、3 點鐘到 9 點鐘的方向染色（3 & 9 o'clock Staining）

1.併發原因

(1) 常見的是戴硬式隱形眼鏡。

(2) 原因是 3 點鐘到 9 點鐘的方向過乾或受損，很多因素引起（例：鏡片邊弧太厚，邊緣翹角過多或過少，總直徑過多或過小，病人眨眼不完全）。

2.病徵及症狀

(1) 對隱形眼鏡耐受度低，如果情況太過嚴重，配戴時間會減少、且眼睛乾澀。

(2) 接近角膜邊緣，靠近 3 點鐘 9 點鐘的方向會有上皮細胞糜爛的情況發生（Epithelial Erosions），附近結膜會出現充血和紅腫的情況。

(3) 角膜輪部發炎，以及角膜淺凹也可能同時並存。

3.處理方法

　　(1)輕微：追蹤即可。

　　(2)中度

　　　　①改變鏡片直徑、邊弧設計減少磨擦。

　　　　②改善眨眼的問題。

　　　　③使用潤濕劑增加濕潤度。

　　　　④改換使用矽水膠鏡片。

　　　　⑤若角膜散光高則應使用散光設計的硬式隱形眼鏡（Toric RGP）。

　　　　⑥大部分鏡片停止配戴後皆可復原，除非情況過於嚴重。

二、角膜淺凹（Dellen）

1.併發原因

　　角膜因淚液分布不均導致角膜局部區域乾燥，導致角膜基質層水分流失而凹陷。

2.病徵及症狀

　　(1)角膜局部區域碟狀凹陷但上皮是完整的。

　　(2)如是配戴 RGP 的病人，會觀察到 3 和 9 點鐘的染色。

　　(3)可能會伴隨疤痕與充血情況。

3.處理方法

　　若出現 3 和 9 點鐘染色，應減少配戴 RGP 的時間甚至是改換成軟式隱形眼鏡。

三、面紗狀淺凹（Dimple Veiling）

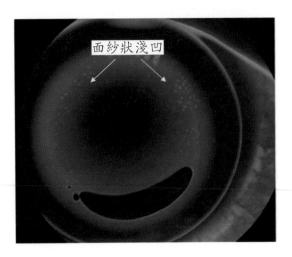

面紗狀淺凹

1.併發原因

最常發生在戴硬式隱形眼鏡，因鏡片中心過凸（螢光染色劑堆積在鏡片中心）和鏡片邊弧翹角過高（Too much edge lift）導致有空隙會使空氣卡在鏡片下，進而壓迫角膜上皮而造成許多小凹陷。

2.病徵及症狀

(1) 角膜上皮細胞有眾多小凹陷，可用螢光劑染色。

(2) 用裂隙燈照射會呈現非反向照明（Un-reversed illumination）。

(3) 角膜表面凹陷，並非角膜受傷。患者不會有感覺或只有輕微的異物感。

(4) 取下鏡片幾分鐘至幾小時後就會恢復。

3.處理方法

  ⑴改變鏡片弧度，配平一點。

  ⑵縮小鏡片直徑。

  ⑶高散患者應配戴硬式散光片。

  ⑷使用潤滑劑或換成矽水膠隱形眼鏡。

四、鏡片黏附（Lens Binding）

　　隱形眼鏡吸附在角膜上，造成原因不確定（眼皮壓力、鏡片設計或材質、角膜表面狀況），但長期吸附會造成嚴重的角膜上皮細胞受損。

（一）如配戴硬式隱形眼鏡

1.併發原因

常見於配戴隱形眼鏡睡覺的患者。

2.病徵及症狀

  ⑴角膜變形因為鏡片不動且吸附在角膜上所造成。

  ⑵鏡片眨眼後部會滑動，常有偏離中心的情形。

  ⑶移除鏡片後進行染色會有鏡片邊弧壓痕在角膜邊緣附近。鏡片後面有碎屑。

  ⑷通常無症狀，但是隱形眼鏡不容易取下以及取下後搭配眼鏡會有視力模糊的情形（Spectacle blur）。

3.處理方法

(1) 盡量不再隔夜配戴硬式隱形眼鏡。

(2) 摘除鏡片時使用潤滑劑。

(3) 修改鏡片設計以增加鏡片移動量（鏡片配直徑較小、弧度較平、增加邊弧翹角）。

（二）如配戴軟式隱形眼鏡

1.併發原因

(1) 停滯的淚液層停留在角膜與鏡片中間。

(2) 容易發生當配戴者眼皮緊閉時間過久、過多眼淚分泌、或暴露在過於潮濕的環境（例如：游泳、淋浴）。

2.病徵及症狀

(1) 鏡片眨眼後不動，通常無症狀除了鏡片不容易摘除。

(2) 可能伴隨著紅眼症。

3.處理方法

(1) 配較鬆、濕潤度（Wettability）較好的鏡片。

(2) 避免在潮濕的環境配戴軟式隱形眼鏡。

五、角膜擦傷（Corneal Abrasion）

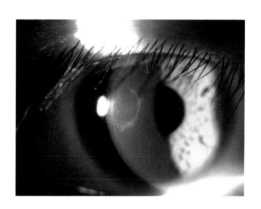

1.併發原因

因鏡片有瑕疵、有異物，或不正確的配戴以及取下鏡片都會傷害到上皮細胞層的表面或整個上皮。

2.病徵及症狀

病人抱怨畏光、不舒適、有時候會疼痛；症狀可能會流眼淚、紅眼，嚴重者會有角膜浸潤的情形。

3.處理方法

(1) 確認造成角摩擦傷的原因後，建議病人停止配戴隱形眼鏡（約 24 小時角膜上皮可自動修復復原，若整層角膜層都受傷，復原期需要一週）。

(2) 可施予抗生素預防感染。

(3) 可搭配包紮型隱形眼鏡使用。

(4) 如有角膜浸潤的情形需當作感染性角膜炎做處理。

六、上方表皮弧型損傷（侵蝕）（Superior Epithelium Arcuate Lesion, SEALS）

1. 併發原因
   (1) 病因不明，可能因鏡片所引起造成角膜上方周邊角膜表面的上皮受傷。可能整個上皮層都受傷或部分厚度受傷。
   (2) 用模數較高（Modulus）或彈性較差的軟式隱形眼鏡（譬如早期矽水膠隱形眼鏡）較有可能會造成上方表皮弓型損傷。

2. 病徵及症狀
   (1) 病人通常無感或抱怨偶爾有異物感。可用螢光染色觀察。
   (2) 角膜上方靠近輪部有弧形傷痕通常與角膜緣平行，可用螢光染色。
   (3) 嚴重時伴隨輕微的浸潤。
   (4) 通常發生在單眼。

3. 處理方法
   (1) 建議病人暫時停戴隱形眼鏡，改用框架眼鏡，或改用較薄、較軟、較有彈性的隱形眼鏡鏡片材質。
   (2) 停止使用持續配戴型隱形眼鏡。
   (3) 預後大部分可完全復原。

七、隱形眼鏡太緊（Tight Lens Syndrome）

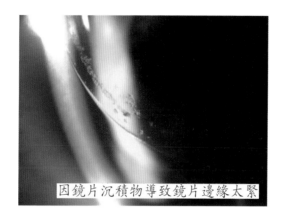

因鏡片沉積物導致鏡片邊緣太緊

1.併發原因

　　⑴隱形眼鏡鏡片設計過緊。

　　⑵軟式隱形眼鏡配戴時間過久，含水量過高或鏡片過薄導
　　　致鏡片水分流失。

2.病徵及症狀

　　結膜膨脹，鏡片滑動度少，病人抱怨不舒適且嚴重者眼睛會紅
腫發炎。

3.處理方法

　　移除鏡片，不需要治療，但需重新驗配曲率較平的鏡片。

八、下方表皮弧型損傷（微笑型染色）（Inferior Epithelial Arcuate Lesions, Smile Stain）

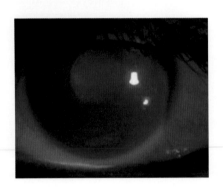

1. 併發原因
   (1) 軟式隱形眼鏡配戴過久造成水分蒸發後導致的角膜上皮乾燥，可用螢光染色。
   (2) 周圍環境濕度過低或眨眼不完整。
   (3) 多數發生在較薄、含水量較高的軟式鏡片（譬如拋棄式）。
   (4) 非隱形眼鏡配戴者也可能會發生。

2. 病徵及症狀
   (1) 通常無症狀，偶爾隱形眼鏡耐受度減少。
   (2) 角膜下方點狀上皮糜爛。

3. 處理方法
   (1) 使用眼部濕潤劑，訓練眼皮正常眨眼。
   (2) 改用較厚、含水量較低的水膠隱形眼鏡或改用矽水膠鏡

片。

(3)改配硬式隱形眼鏡，但避免 3 和 9 點鐘的螢光染色出現。

(4)嚴重時可能需要藥物處置。

九、黏液球（Mucin Balls）

1.併發原因

(1)隱形眼鏡滑動時與角膜表面間的摩擦，使鏡片下面淚液裡的物質（包括：液體（Liquid）、蛋白質（Protein）和黏液（Mucus））堆積形成。

(2)常見於配戴持續配戴型的隱形眼鏡或高模數的矽水膠鏡片（SiH）。

2.病徵及症狀

裂隙燈檢查：戴著鏡片時會觀察到鏡片後方、角膜上表皮前方卡著半透明的細屑球狀體（大約 50 μm）。移除鏡片後上表皮會出現因黏液球所造成的上表皮點狀壓痕（類似面紗狀淺凹 Dimple Veil），但通常在取下鏡片後眨眼幾下便會消失。

3.處理方法

(1)無需處理，因病人無症狀，而壓痕也會在取下鏡片後即消失。

(2)若較嚴重者可加陡鏡片的基弧或改用較符合角膜形狀的鏡片、重新驗配較低模數（Modulus）的鏡片。

(3)減少配戴持續配戴型的隱形眼鏡。

十、臨床上常見之角膜上皮現象

	尺寸	型態	顏色 (直接照射法)	位置	螢光染色	相關之隱形眼鏡鏡片
上皮（微囊）小囊腫	5-30	圓形或不規則	灰色	整個角膜	否 （除非上皮表面有損傷）	低透氧鏡片
上皮空泡（液泡）	5-30	圓形	清澈透明	中央周圍角膜	否	低透氧鏡片
黏液球	10-200	圓形或甜甜圈形狀	灰色	多數在角膜上方	是	矽水膠材質鏡片
面紗狀淺凹	10-200	圓形	清澈透明	鏡片後方之淚液層位置	是	較平的硬式或軟式隱形眼鏡

參、發炎反應（Inflammation Related）所引發的併發症

一、隱形眼鏡相關的乳突狀結膜炎（Contact Lens Induced Papillary Conjunctivitis）／巨乳突結膜炎（Giant Papillary Conjunctivitis）

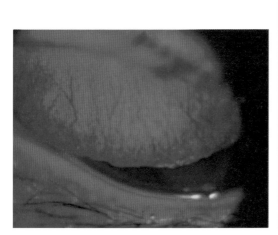
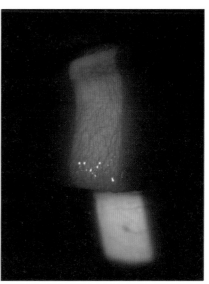
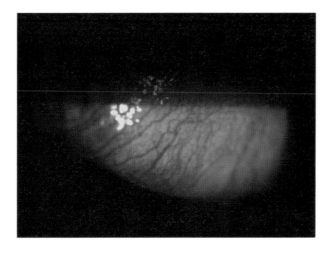

1.併發原因

因配戴隱形眼鏡引起的過敏反應、化學或物理性刺激導致上結膜瞼板發炎。

常見於配戴軟式隱形眼鏡：

(1) 過敏反應：鏡片上的蛋白質沉積物（變性的沉積物）引起的。

(2) 化學刺激：對藥水產生毒性或過敏反應。

(3) 物理刺激：隱形眼鏡機械性摩擦結膜導致結膜發炎，例如，使用持續配戴型隱形眼鏡、非定期更換隱形眼鏡或是用模數較高之隱形眼鏡。

若是配戴硬式隱形眼鏡則與隱形眼鏡的材質和設計有關。

2.病徵及症狀

(1) 出現乳突（乳突狀是淋巴和漿細胞集合而成的，乳突狀 >1.0 mm 稱為巨乳突）。

(2) 上眼瞼粗糙、充血，且有顆粒。

(3) 鏡片滑動度增加（因為眼皮內面已不是平滑表面）、視力模糊和異物感。

(4) 因摩擦上眼皮導致隱形眼鏡會有蛋白質沉積物、淚液中和內眼瞼表面有黏膜性分泌物。

(5) 病人對鏡片的耐受性降低，不舒適感高。

(6) 取出鏡片後病人抱怨會癢。

3.處理方法

(1) 停止配戴鏡片。

⑵定期保養清潔隱形眼鏡。

⑶增加鏡片的更換頻率或使用拋棄式軟式隱形眼鏡。

⑷因硬式隱形眼鏡所造成的發炎應改變鏡片設計或材質
（例如：降低鏡片邊緣間隙、降低高透氧硬式隱形眼鏡
RGPs 的厚度、挑選模數較低的材質）。

⑸如有瞼緣炎或邁博姆氏腺失調（MGD），則加強眼瞼清
潔和使用消炎藥消腫或預防過敏的藥。

二、上角膜緣（輪部）角膜炎（CL induces Superior Limbic Keratitis, CLSLK）／上角膜緣（輪部）角結膜炎（Superior Limbic Keratoconjunctivitis）

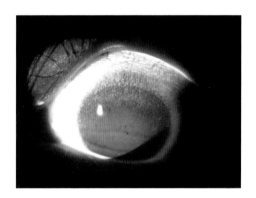

1.併發原因

⑴角膜缺氧。

⑵鏡片後表面機械性摩擦結膜。

⑶對藥水或鏡片後表面上的堆積物產生過敏、免疫反應。

2.病徵及症狀

⑴結膜上皮角質化、積水、上皮肥大、有發炎細胞。

⑵角膜上輪部充血、水腫及不透明。

⑶角膜上皮模糊。

⑷角膜結膜會有染色、浸潤的情形，且有微小血管翳（Micropannus），血管侵入到角膜，有表皮薄膜的血管叢從角膜增生。

⑸因角膜不平坦導致角膜表面光反射異常。

⑹病人抱怨異物感大、有灼熱感、畏光，且可能因影響到視軸而輕微失去視覺。

⑺病人對隱形眼鏡的耐受性降低。

⑻需要定時治療才能完全癒合（治療期需數個月）。

3.處理方法

⑴改變消毒系統（無 Thimerosal（硫柳汞）的藥水）或 使用不含防腐劑之藥水。

⑵停止戴隱形眼鏡直到發炎消失及使用眼睛濕潤液維持眼睛的濕潤度。

⑶減少或停止配戴隱形眼鏡，且不得配戴持續配戴型的隱形眼鏡。

⑷換成高透氧材質的隱形眼鏡。

⑸改驗配硬式隱形眼鏡，因其直徑較小不易碰到發炎的地方，且透氧度高較不會影響到受傷的上皮細胞。

三、隱形眼鏡引起的急性紅眼（CL induced Acute Red Eye, CLARE）

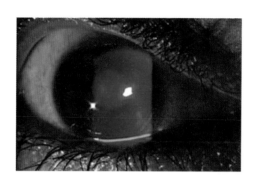

1.併發原因

通常發生在配戴隱形眼鏡睡覺隔夜時，細菌釋放出毒素，伴隨著角膜缺氧、二氧化碳上升、死掉的細胞碎片在鏡片下所造成的一種角膜與結膜的發炎反應。

2.病徵及症狀

(1) 角膜嚴重缺氧，出現壞死細胞碎片。

(2) 清晨 3、4 點痛到醒、流淚、畏光、痛且不舒適。

(3) 球結膜充血紅腫發炎。

(4) 角膜浸潤。

(5) 隱形眼鏡摘除後情況迅速改善。

(6) 輕微或無角膜染色。

3.處理方法

(1) 應先檢查視力、眼壓，並使用不含防腐劑之生理食鹽水

沖洗眼睛。

(2) 如無浸潤則鏡片摘除後應可快速痊癒。

(3) 如有浸潤則必須停戴隱形眼鏡至少兩週，直到浸潤完全消失。

(4) 如浸潤嚴重使用藥物治療。

(5) 減少配戴持續配戴型隱形眼鏡。

四、角膜浸潤（Corneal Infiltrates） —— 浸潤性角膜炎（Infiltrative Keratitis）邊緣性角膜炎／邊緣性浸潤／無菌性角膜浸潤

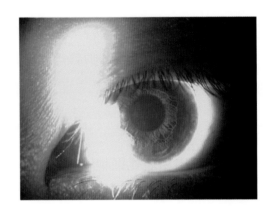

1.併發原因

角膜浸潤表示角膜發炎。由發炎的化學媒介物、發炎細胞及細胞的殘留物所組成。白血球聚集在單一或多處角膜內。常見於隱形眼鏡配戴者，但一般不嚴重且多發生在角膜邊緣，也可能發生在非隱形眼鏡配戴者。

成因包括：

⑴非特殊疾病所引起的浸潤現象，包括微生物感染型角膜炎、隱形眼鏡所引起的急性紅眼、隱形眼鏡所引起的周邊潰瘍。

⑵鏡片堆積物、藥水毒性與過敏反應、缺氧（例如配戴持續配戴型隱形眼鏡）、眼瞼炎、鏡片設計問題（鏡片過緊、角膜刮傷）、細菌釋放毒素……等等。

2.病徵及症狀

裂隙燈檢查：可用直接照射法觀察。使用光切片法（Optic section）以評估深度：

⑴單一或多處的角膜浸潤在上皮或基質或兩層同時存在（上皮可用螢光染色，但基質無法被螢光染色）。

⑵角膜局部水腫積水及發炎細胞聚集在一起，使上皮細胞浸潤而呈現半透明狀態。

⑶無症狀或有異物感、畏光、流淚、對隱形眼鏡耐受度下降及紅眼。

⑷如果球結膜很正常，但是用裂隙燈看到浸潤＝慢性發炎（長期的），或眼睛球結膜很紅＝急性發炎（短期）。

3.處理方法

⑴暫停配戴隱形眼鏡至發炎反應完全消除。上皮層浸潤：停戴隱形眼鏡至少兩週至發炎反應完全消除。基質層浸潤：停戴隱形眼鏡至少 3-4 週。

⑵若停戴後症狀持續存在，需施予藥物處方且建議使用沒

有防腐劑的浸泡藥水。

⑶ 無症狀後改用日戴型隱形眼鏡、增加鏡片透氧度，且選用較鬆的鏡片。

⑷ 使用眼部濕潤液和冷敷且需追蹤。

⑸ 大部分病例不需要處方藥（預防性抗生素眼藥水），除非浸潤嚴重影響到視軸。

⑹ 增加鏡片更換、更換清潔保養、鏡片清潔方式。

五、隱形眼鏡引起之周邊潰瘍（Contact Lens-induced Peripheral Ulcers, CLPU）／無菌性角膜周邊潰瘍（Culture-Negative Peripheral Ulcers, CNPU）

上皮局部凹陷、浸潤與前基質層壞死但鮑曼氏層未受損傷。不是「感染性」的一種發炎現象。隱形眼鏡是最重要的危險因子。

1.併發原因

⑴ 角膜因缺氧、閉眼或鏡片過緊。

⑵ 衛生習慣不良，細菌釋放毒素導致發炎，譬如葡萄球菌。

⑶ 保養藥水毒性。

⑷ 鏡片沉積物變性。

⑸ 眼瞼緣疾病。

⑹ 非感染的發炎反應，例如機械性損傷。

2.病徵及症狀

⑴ 許多病患無症狀。

⑵ 發生在角膜周邊 0.2-1.0 mm 的位置，基質的前半部。

(3) 角膜周邊呈現單一、局部、圓形、小，染色和擴散的浸潤，有可能為多發性的，但少見。

(4) 局部性充血。

(5) 嚴重時配戴隱形眼鏡耐受性低，異物感種，會畏光、流淚，且急性紅眼。

3. 處理方法

(1) 應停止配戴隱形眼鏡，直到上皮復原，且取下鏡片後需密切監測以確定無感染性微生物性角膜炎，若在角膜中央或浸潤面積過大和伴隨疼痛時應謹慎治療。

(2) 不可使用持續配戴型隱形眼鏡，增加鏡片透氧率、增加鏡片更換頻率、加強鏡片與眼瞼的清潔、改用毒性較低的藥水。

(3) 嚴重者，如急性紅眼或鏡片移除後仍未痊癒，應使用處方藥（預防性抗生素或複合藥物）。

(4) 預後角膜上常遺留單一、圓形疤痕，隨時間有可能變淡。

六、瞼結膜充血（Hyperemia-Palpebral）

1. 併發原因

(1) 結膜區域有發炎反應。

(2) 可能是巨乳突結膜炎的前身。

(3) 可能對隱形眼鏡藥水或鏡片沉積物過敏。

2.病徵及症狀

　　⑴翻上眼皮時可見眼瞼充血。

　　⑵患者可能無感或輕微不適。

3.處理方法

　　⑴停止配戴隱形眼鏡。

　　⑵改換低毒性或無防腐劑之隱形眼鏡藥水。

　　⑶加強鏡片的清潔與保養，包括定期更換。

七、麥博姆氏腺（麥氏腺、瞼板腺）失調（Meibomian Gland Dysfunction, MGD）

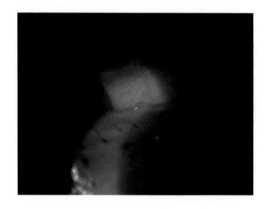

1.併發原因

　　與瞼緣炎、微生物感染或化妝品有關，導致麥博姆氏腺被發炎而脫落的上皮細胞阻塞所造成的。

2.病徵及症狀

　　⑴乾澀、癢、對隱形眼鏡的耐受性低，且病人會抱怨視力

　　模糊。

⑵擠壓麥博姆氏腺可能會有混濁的分泌物。

⑶有泡沫狀淚液，淚液品質變差，淚液破裂時間下降導致乾眼。

⑷瞼緣變厚與麥博姆氏腺扭曲。

⑸鏡片表面上出現不連續的脂質沉積物或油脂層。

3.處理方法

　　建議病人熱敷、使用人工淚液或加強眼瞼清潔，以及擠壓麥博姆氏腺，使其通暢，並使用界面活性劑加強鏡片清潔。嚴重時可用四環素治療。

肆、感染引起的併發症（Infection Related）

一、微生物性角膜炎（Microbial Keratitis）／感染性角膜潰瘍（Infectious Corneal Ulcer）

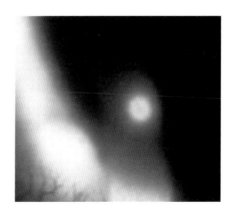

1.併發原因

多因鏡片或其他物件被汙染所引起的感染：

　(1)當角膜有受損時（譬如破皮或長期缺氧），被微生物所感染（如細菌、病毒、真菌或阿米巴原蟲）造成眼睛前半部受侵蝕而產生的組織壞死、浸潤。

　(2)免疫系統下降、角膜長期缺氧、鏡片骯髒。

　(3)常見於持續配戴型隱形眼鏡、不良的衛生習慣、鏡片與水盒清潔不當。

2.病徵及症狀

　(1)通常為單眼，可能單一或多重潰瘍。

　(2)通常受損組織包含整層上皮、鮑氏曼層與基質層。

　(3)惡化速度快，缺損通常位於角膜中央。

　(4)中等到嚴重的結膜紅腫，前房有發炎反應。

　(5)裂隙燈檢查：可用螢光染色，潰瘍會有小及不透光的外觀。

　(6)輕微到嚴重的異物感或疼痛、流淚、分泌物多、畏光。

　(7)若潰瘍靠近視軸可能會影響視力。

3.處理方法

　(1)立刻取下鏡片消毒，且使用不含防腐劑之生理食鹽水沖洗眼睛。

　(2)需馬上轉診眼科和藥物治療及密切監測。

　(3)預後需更換鏡片水盒藥水，並加強鏡片清潔。

　(4)不再配戴持續配戴型隱形眼鏡。

⑸預後依感染程度，可能會留下疤痕或有新生血管。

二、感染阿米巴性角膜炎（Acanthamoeba Keratitis）

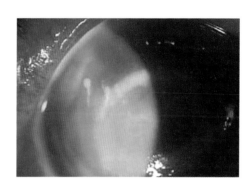

1.併發原因

　⑴阿米巴原蟲為原生動物類（Protozoan），經常在自來水和土壤中發現。有兩種生存型態，滋養體（Trophozoite form）和包囊體（Dormant cystic form）。包囊體幾乎可以抵抗大多的治療方式。

　⑵因隱形眼鏡接觸到未加防腐劑的浸泡液、受汙染的水而感染（例如自來水）、戴隱形眼鏡去游泳或泡熱水洗澡、使用沒有消毒的水來製作食鹽水。

　⑶很少感染角膜，撞傷和戴隱形眼鏡是感染的最顯著危險因子。

2.病徵及症狀

　⑴早期臨床上的症狀是角膜中央或接近中央的區域會有混濁的情形，上皮細胞的下面有模糊的症狀而造成紅眼、

浸潤且結膜充血。初期病人抱怨會有些微不適，隨著情況惡化，出現環狀浸潤而且疼痛會越明顯。

(2) 最後診斷需要送樣本到實驗室去鑑定。

(3) 治療效果一般不是很好。

3.處理方法

(1) 建議轉診角膜專科，且加強衛教宣導如何減少危險因子的感染。

(2) 加強鏡片／水盒的清潔。

(3) 改戴日拋棄式隱形眼鏡。

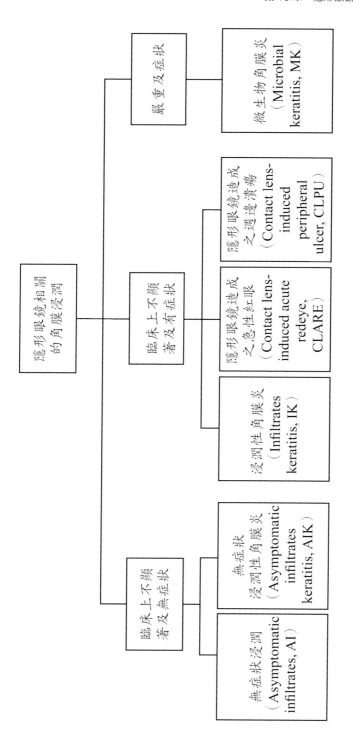

參考資料

Andersen, J. S. (1996). *A handbook of contact lens management*. Vistakon.

Anstice, N. S., & Phillips, J. R. (2011). Effect of dual-focus soft contact lens wear on axial myopia progression in children. *Ophthalmology, 118*(6), 1152-1161.

Bennett, E. S., & Henry, V. A. (2013). *Clinical manual of contact lenses*. Lippincott Williams & Wilkins.

Benjamin W. J., & Karkkainen T. R., (1996). *Hydrogel hypoxia: Where we've been, where we're going*. Contact Lens Spectrum. 11 (Suppl): 56-77.

Brennan, N. A., & Bruce, A. S. (1993). *A Guide to clinical contact lens management*. Bulach/Zurich, Switzerland: CIBA Vision Group of Companies.

Chiang, S. T. H., Phillips, J. R., & Backhouse, S. (2015). Effect of retinal image defocus on the thickness of the human choroid. *Ophthalmic and Physiological Optics, 35*(4), 405-413.

Christie, C., & Beerten, R. (2007). The correction of presbyopia with contact lenses. *Optometry in Practice, 8*(1), 19-30.

Efron, N., Morgan, P. B., Helland, M., Itoi, M., Jones, D., Nichols, J. J., & Woods, C. A. (2010). Daily disposable contact lens prescribing around the world. *Contact Lens and Anterior Eye, 33*(5), 225-227.

Efron, N. (2012). *Contact lens complications*. Elsevier Health Sciences.

Efron, N. (2017). *Contact lens practice*. Elsevier Health Sciences.

Fonn, D., & Bruce, A. S. (2005). *A review of the Holden–Mertz criteria for critical oxygen transmission.*

Guillon, M., & Maissa, C.(2008). Contact lens wear affects tear film evaporation. *Eye & contact lens,* 34(6), 326-330.

Harvitt, D. M., & Bonanno, J. A. (1999). Re-evaluation of the oxygen diffusion model for predicting minimum contact lens Dk/t values needed to avoid corneal anoxia. *Optometry & Vision Science,* 76(10), 712-719.

Holden, B. A., Mertz, G. W., & McNally, J. J. (1983). *Corneal swelling respouse to contact lenses worn under extended wear conditions.* Investige ophthalmology & visual science, 24(2), 218-226.

Hom, M. M., & Bruce, A. S. (2006). *Manual of contact lens prescribing and fitting.* Elsevier Health Sciences.

Kaufman, P. L., Adler, F. H., Levin, L. A., & Alm, A. (2011). *Adler's Physiology of the Eye.* Elsevier Health Sciences.

Lam, W., Vanweerd, K., Atkinson, K., & Owens, H. (2013). *Contact Lens Practice,* 7th Edition. School of Optometry & Vision Science. The University of Auckland.

Maldonado-Codina, C., & Efron, N. (2003). Hydrogel lenses-material and manufacture: A review. *Optometry in Practice, 4,* 101-115.

Morgan, P. B., & Efron, N. (2006). A decade of contact lens prescribing trends in the United Kingdom (1996-2005). *Contact Lens and Anterior Eye,* 29(2), 59-68.

Veys, J., Meyler, J., & Davies, I. (2002). *Essential contact lens practice.* Elsevier Health Sciences.

陳永年（2003）。隱形眼鏡概論。藝軒出版。

江東信、陳資嵐（2016）。臨床視光學。五南圖書出版股份有限公司。

Conversion Charts

框架眼鏡轉換隱形眼鏡度數（依頂點距離）
• Spectacle Power vertexed to Corneal plane
• Radius of curvature (mm) to Dioptre power (D)

Vertex Distance Conversion Chart

1.Negative powers

Power (D)	8.00mm	10.00mm	12.00mm	14.00mm
-4.25	-4.12	-4.12	-4.00	-4.00
-4.50	-4.37	-4.25	-4.25	-4.25
-5.00	-4.75	-4.75	-4.75	-4.62
-5.50	-5.25	-5.25	-5.12	-5.12
-6.00	-5.75	-5.62	-5.62	-5.50
-6.50	-6.12	-6.12	-6.00	-6.00
-7.00	-6.62	-6.50	-6.50	-6.37
-7.50	-7.12	-7.00	-6.87	-6.75
-8.00	-7.50	-7.37	-7.25	-7.25
-8.50	-8.00	-7.87	-7.75	-7.62
-9.00	-8.37	-8.25	-8.12	-8.00
-8.50	-8.87	-8.62	-8.50	-8.37
-10.00	-9.25	-9.12	-8.87	-8.75
-10.50	-9.62	-9.50	-9.37	-9.12
-11.00	-10.12	-9.87	-9.75	-9.50
-12.00	-11.00	-10.75	-10.50	-10.25
-13.00	-11.75	-11.50	-11.25	-11.00
-14.00	-12.62	-12.25	-12.00	-11.75
-15.00	-13.37	-13.00	-12.75	-12.37
-16.00	-14.12	-13.75	-13.37	-13.12
-17.00	-15.00	-14.50	-14.12	-13.75
-18.00	-15.75	-15.25	-14.75	-14.37
-19.00	-16.50	-16.00	-15.50	-15.00
-20.00	-17.25	-16.62	-16.12	-15.62

Radius   Conversiom

Conversion Factor - 337.5

r(mm)	K(D)
6.30	53.50
6.35	53.25
6.40	52.75
6.45	52.25
6.50	52.00
6.55	51.50
6.60	51.25
6.62	50.75
6.70	50.25
6.75	50.00
6.85	49.75
6.85	49.25
6.90	49.00
6.95	48.50
7.00	48.25
7.05	47.75
7.10	47.50
7.15	47.25
7.20	47.00
7.25	46.50
7.30	46.25
7.35	46.00
7.40	45.50
7.45	45.25

2. Positive powers

Power (D)	8.00mm	10.00mm	12.00mm	14.00mm
+4.00	+4.12	+4.12	+4.25	+4.25
+4.50	+4.62	+4.75	+4.75	+4.75
+5.00	+5.25	+5.25	+5.37	+5.37
+5.50	+4.57	+5.87	+587	+6.00
+6.00	+6.25	+6.37	+6.50	+6.50
+6.50	+6.87	+7.00	+7.00	+7.12
+7.00	+7.37	+7.50	+7.52	+7.75
+7.50	+8.00	+8.12	+8.25	+8.37
+8.00	+8.50	+8.75	+8.87	+9.00
+8.50	+9.12	+9.25	+9.50	+9.62
+9.00	+9.75	+9.87	+10.12	+10.25
+8.50	+10.25	+10.50	+10.75	+11.00
+10.00	+10.87	+11.12	+11.37	+11.62
+10.50	+11.50	+11.75	+12.00	+12.25
+11.00	+12.00	+12.37	+12.62	+13.00
+12.00	+13.25	+13.62	+14.00	+14.37
+13.00	+14.50	+15.00	+15.37	+15.87
+14.00	+15.75	+16.25	+16.87	+17.37
+15.00	+17.00	+17.62	+18.25	+19.00
+16.00	+18.37	+19.00	+19.75	+20.62
+17.00	+19.62	+20.50	+21.37	+22.25
+18.00	+21.00	+22.00	+23.00	+24.12
+19.00	+22.37	+23.50	+24.62	+25.87
+20.00	+23.75	+25.00	+26.37	+27.75

7.50	45.00
7.55	44.75
7.60	44.50
7.65	44.00
7.70	43.75
7.75	43.50
7.80	43.25
7.85	43.00
7.90	42.75
7.95	42.50
8.00	42.25
8.05	42.00
8.10	41.75
8.15	41.50
8.20	41.25
8.25	41.00
8.30	40.75
8.35	40.50
8.40	40.25
8.45	40.00
8.50	39.75
8.55	39.50
8.60	39.25
8.65	39.00
8.70	38.75
8.75	38.50
8.80	37.25

國家圖書館出版品預行編目資料

隱形眼鏡學／江東信等著. -- 二版. -- 臺北
市：五南圖書出版股份有限公司, 2022.08
　　面；　　公分
　ISBN 978-957-11-9438-7（平裝）

1.CST: 隱形眼鏡

416.767　　　　　　　　　106017505

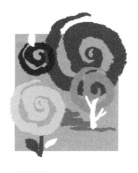

5J79

隱形眼鏡學

作　　　者 — 江東信(46.4)、陳資嵐、林芮宇、林克華、蕭清仁

企劃主編 — 王俐文

責任編輯 — 金明芬

封面設計 — 斐類設計工作室、王麗娟

出 版 者 — 五南圖書出版股份有限公司

發 行 人 — 楊榮川

總 經 理 — 楊士清

總 編 輯 — 楊秀麗

地　　　址：106台北市大安區和平東路二段339號4樓

電　　　話：(02)2705-5066　　傳　　真：(02)2706-6100

網　　　址：https://www.wunan.com.tw

電子郵件：wunan@wunan.com.tw

劃撥帳號：01068953

戶　　　名：五南圖書出版股份有限公司

法律顧問　林勝安律師

出版日期　2017年 5 月初版一刷（共七刷）
　　　　　2022年 8 月二版一刷
　　　　　2024年 9 月二版四刷

定　　　價　新臺幣650元

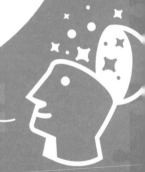

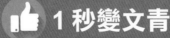

經典永恆・名著常在

五十週年的獻禮——經典名著文庫

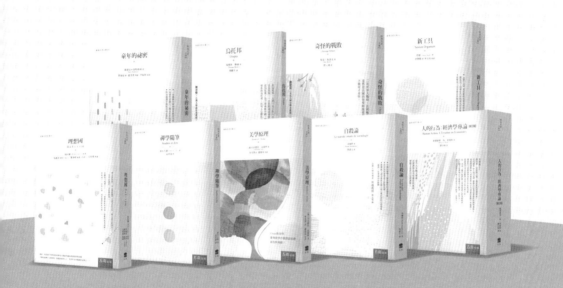

五南，五十年了，半個世紀，人生旅程的一大半，走過來了。

思索著，邁向百年的未來歷程，能為知識界、文化學術界作些什麼？

在速食文化的生態下，有什麼值得讓人雋永品味的？

歷代經典・當今名著，經過時間的洗禮，千錘百鍊，流傳至今，光芒耀人；

不僅使我們能領悟前人的智慧，同時也增深加廣我們思考的深度與視野。

我們決心投入巨資，有計畫的系統梳選，成立「經典名著文庫」，

希望收入古今中外思想性的、充滿睿智與獨見的經典、名著。

這是一項理想性的、永續性的巨大出版工程。

不在意讀者的眾寡，只考慮它的學術價值，力求完整展現先哲思想的軌跡；

為知識界開啟一片智慧之窗，營造一座百花綻放的世界文明公園，

任君遨遊、取菁吸蜜、嘉惠學子！